暨南大学本科教材资助项目（重点教材资助项目）

全胸腔镜心脏手术与围手术期管理

Minimally Invasive Cardiac Surgery and
Perioperative Management of
Totally Thoracoscopic Technique

主　编　张晓慎　肖学钧　梁贵友

副主编　王　昊　廖胜杰　黄克力

编　者　（以姓氏笔画为序）

王　昊	暨南大学附属第一医院	林益明	福建省漳州市医院
杨小慧	广东省人民医院	钟执文	暨南大学附属第一医院
肖学钧	广东省人民医院	徐宏贵	暨南大学附属第一医院
张　奕	福建省漳州市医院	黄克力	四川省人民医院
张晓慎	暨南大学附属第一医院	黄珈雯	暨南大学附属第一医院
陆　华	暨南大学附属第一医院	梁贵友	贵州医科大学
林钊明	暨南大学附属第一医院	廖胜杰	暨南大学附属第一医院

人民卫生出版社
·北　京·

图书在版编目（CIP）数据

全胸腔镜心脏手术与围手术期管理 / 张晓慎，肖学钧，梁贵友主编 . —北京：人民卫生出版社，2023.6
ISBN 978-7-117-34904-8

Ⅰ.①全… Ⅱ.①张…②肖…③梁… Ⅲ.①胸腔镜检－应用－心脏外科手术②心脏外科手术－围手术期－处理 Ⅳ.①R654.2

中国国家版本馆 CIP 数据核字（2023）第 103724 号

人卫智网	www.ipmph.com	医学教育、学术、考试、健康，购书智慧智能综合服务平台
人卫官网	www.pmph.com	人卫官方资讯发布平台

全胸腔镜心脏手术与围手术期管理
Quan Xiongqiangjing Xinzang Shoushu yu Weishoushuqi Guanli

主　　编：张晓慎　肖学钧　梁贵友
出版发行：人民卫生出版社（中继线 010-59780011）
地　　址：北京市朝阳区潘家园南里 19 号
邮　　编：100021
E - mail：pmph @ pmph.com
购书热线：010-59787592　010-59787584　010-65264830
印　　刷：北京顶佳世纪印刷有限公司
经　　销：新华书店
开　　本：787×1092　1/16　　印张：14
字　　数：323 千字
版　　次：2023 年 6 月第 1 版
印　　次：2023 年 9 月第 1 次印刷
标准书号：ISBN 978-7-117-34904-8
定　　价：229.00 元

打击盗版举报电话：010-59787491　E-mail：WQ @ pmph.com
质量问题联系电话：010-59787234　E-mail：zhiliang @ pmph.com
数字融合服务电话：4001118166　　E-mail：zengzhi @ pmph.com

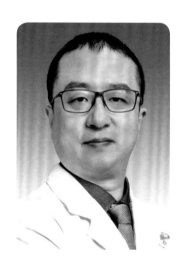

张晓慎

医学博士,任暨南大学附属第一医院(广州华侨医院)副院长,主任医师,博士研究生导师,博士后合作导师,心脏血管外科学科带头人。任中国医师协会心血管外科分会委员会委员、广东省医院协会心脏血管微创外科管理专业委员会主任委员、国家心血管病专家委员会微创心血管外科专业委员会学术常务委员、国际微创心胸外科学会学术委员、广州市医学会胸心外科分会副主任委员、广东省医学会心血管病学分会常委、广东省医师协会心血管外科医师分会常委、广东省医学会微创外科学分会委员。

主持广东省省级科研课题4项、中央高校基本科研课题1项。擅长微创外科技术在心外科手术的应用。2009—2022年完成微创胸腔镜下心脏手术4 000余例,帮助国内30余家三甲医院开展了心脏微创外科手术。在国内外发表学术论文30余篇,主编及副主译专著各1部,参与7部专业著作的编写。获国家级专利7项,2022年获四川省科学技术进步奖三等奖(第二完成人)。

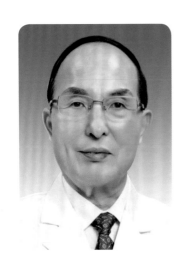

肖学钧

医学博士,广东省人民医院主任医师,博士研究生导师,现为暨南大学附属第一医院特聘教授。任中国医师协会心血管外科医师分会委员、广东省医学会心血管外科学分会委员、广东省生物医学工程学会副主任委员、广东省生物医学工程学会体外循环体外循环与体外生命支持分会专业委员会主任。被聘为广东省"五个一科教兴医工程"学术与技术带头人。主持国家科技攻关项目2项及广东省科学技术厅、广东省卫生厅科研课题4项。在我国首次临床应用自行设计和研制的国产左心辅助装置抢救重症心力衰竭患者获得成功。

获国家科学技术进步奖三等奖1项,广东省科学技术进步奖一等奖、二等奖各1项,广东省医药卫生科技进步奖一等奖、二等奖、三等奖各1项。在国内外发表学术论文100余篇,担任《临床外科杂志》等多本杂志的编委。主编《心脏辅助循环》,参与7部专业著作的编写。获国家专利5项。2010年获国务院政府特殊津贴,2019年荣获广东省心胸血管外科突出贡献奖。

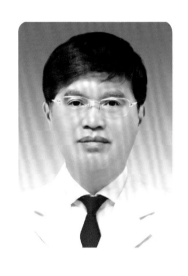

梁贵友

博士,二级教授、博士研究生导师。贵州医科大学党委书记、贵州省中国科学院天然产物化学重点实验室(贵州医科大学天然产物化学重点实验室)党委书记(兼)。

获教育部"长江学者奖励计划"特岗学者、国务院政府特殊津贴、国家卫生计生委突出贡献中青年专家、白求恩式好医生等荣誉。任中华医学会胸心血管外科学分会委员、中国医师协会心血管外科医师分会常委、中国医师协会体外生命支持专业委员会常委、中国医师协会医学机器人医师分会委员、国家心血管病专家委员会委员、贵州省医学会胸心血管外科分会主任委员、国家自然科学基金评委、教育部科学技术委员会委员、中华医学科技奖评委。任《中华医学杂志》《中华实验外科杂志》《中国胸心血管外科临床杂志》等多本杂志的编委。从事心血管外科临床、教学与科研 30 余年。主持国家自然科学基金项目 5 项,省级项目 10 余项,获资助经费 1 000 万元。发表论文 150 余篇,主(参)编专著及教材 5 部。

序

　　自 20 世纪 90 年代起,国外零星有关于胸腔镜辅助下经胸壁小切口进行心脏手术的报道。30 余年来,随着微创手术理念的深入,医疗器械、设备的不断发明和创新,完全借助胸腔镜进行观察和操作的全胸腔镜心脏外科蓬勃发展,越来越多的心脏中心开展此类手术,手术适应证逐渐扩大,手术数量逐渐增多。实践证明,严格的手术适应证和规范的全胸腔镜心脏手术可以获得与常规手术相同的手术效果,而且切口小、恢复快,患者术后生活质量显著提高,但也存在一些不规范应用导致严重并发症的情况,因此,总结已有的经验,并推广应用规范技术非常有必要。

　　张晓慎、肖学钧、梁贵友三位主编,根据其 3 000 余例全胸腔镜心脏手术的临床经验,从近 1 000 部手术录像中精心截取图片及视频,结合这方面国内外的进展编写了《全胸腔镜心脏手术与围手术期管理》一书,图文并茂,深入浅出,不论对初学者还是有经验的术者,都大有启发和裨益。本书的出版非常及时和重要,将对我国微创心脏外科的发展起到很好的促进作用。

国家心血管病中心
中国科学院阜外医院

2023 年 4 月

微创手术是心脏外科的发展方向。微创心脏手术是一种新型的手术方式,旨在避免传统手术带来的较大创伤、最大限度地降低接受心脏手术患者的生理和心理创伤。手术切口由传统经胸廓正中切口完全劈开胸骨改为部分劈开胸骨、胸骨旁切开、经肋间隙等切口,手术切口的长度也从 20~30cm 缩短至 4~8cm,甚至只有几个小孔,并使用软性牵开器以避免骨骼和肌肉的损伤。微创手术瘢痕小,相对美观,具有良好的美容效果,且尽可能地保留了胸骨的完整性、减轻了疼痛、减少了血制品的使用。随着微创手术器械和设备的发明、改进和完善,微创手术术野暴露差、耗时长、并发症发生率较高的难题逐渐得以解决。特别是当窥镜技术开始辅助外科手术后,以腔镜为代表的新一代技术使一直无法克服的小切口和充分暴露之间的矛盾得到了解决,从而使微创外科得到迅速发展,使心脏手术也有可能变得更为微创化、人性化。全胸腔镜心脏手术通过胸壁数个 1~4cm 的小切口,通过胸腔镜显示心脏内部结构,利用特制的手术器械完成手术,被认为是自体外循环应用以来,心脏血管外科领域又一次里程碑式的技术革命。

1991 年,法国的 Laborde 首先在胸腔镜下经胸壁小切口完成了小儿动脉导管未闭钳闭术。1996 年及 1998 年,中国台湾地区分别报道了在胸腔镜辅助下经胸壁小切口成功修补房间隔缺损和室间隔缺损的病例。2000 年,中国人民解放军空军军医大学西京医院报道成功开展了全胸腔镜心脏手术。此后,许多心脏中心陆续开展了此类手术。全胸腔镜心脏手术凭借切口小、并发症少、恢复快、术后疼痛轻、生活质量显著提高及适合我国国情等优点,在我国心脏外科获得长足的发展。张晓慎教授团队近年来完成全胸腔镜心脏手术 3 000 余例,帮助国内 30 余家三甲医院开展了全胸腔镜心脏手术,每年举办省内或全国全胸腔镜心脏手术学习班 1~2 次。目前,暨南大学附属第一医院每年进行的全胸腔镜心脏手术占总心脏手术量的 52.3%,术式涵盖先天性心脏病(如房、室间隔缺损,三房心,三尖瓣下移畸形等的畸形矫正手术);二尖瓣狭窄和关闭不全病变的二尖瓣成形术和置换术;三尖瓣狭窄和关闭不全病变的三尖瓣成形术和置换术;黏液瘤、心房颤动外科射频消融术,左心耳封闭术,左心房血栓摘除术等。术后患者恢复快、并发症少、治疗效果好。为了总结暨南大学附属第一医院及我国近十几年来关于全胸腔镜心脏手术的理论、实践和疗效,使更多的心脏外科医师能够了解和掌握此项技术,我们总结经验,书写成文,以供心脏外科医师和医学生参考。

本书尽量收集暨南大学附属第一医院及在全国范围内开展的全胸腔镜心脏手术病种、疗效,并加以总结和分析,力求图文并茂、通俗易懂。为了使图片更为清晰,特别邀请专业绘图人员根据录像截图绘制成手术图片,同时每章附有手术视频,以便读者详细了解手术步骤和手术技巧,更快地掌握此项技术。

在现代微创外科蓬勃发展的大背景下,随着经济和技术的发展、社会需求的推动,微创心脏手术是未来的发展趋势。当前,国外微创心脏外科多采用机器人辅助外科手术系统、国内少数心脏中心也已引进机器人手术系统,但就目前国情而言,全胸腔镜心脏手术更适合我国国情,从经济和技术方面来看,更容易在国内基层医院开展、推广,具有广阔的发展前景。通过借助先进的智能化辅助、外科理念和技术的创新,对现有胸腔镜专用手术器械加以更新和改进并国产化,通过模拟实战操作技术规范培训,全胸腔镜心脏手术必将得到更广泛的开展,手术病种也将不断扩大,逐步成为我国微创心脏外科发展的主方向之一。

感谢郑哲主任为本书作序,使此书增色不少。感谢廖胜杰医师在本书的整理方面给予的大力帮助。本书虽经反复审阅、修改、校对,但因编者水平有限,加之心脏外科手术技术发展迅速,不足之处,在所难免,敬请各位同道及广大读者多加包涵并不吝赐教,不尽感谢。

张晓慎　肖学钧　梁贵友

2023 年 4 月

目 录

视频目录

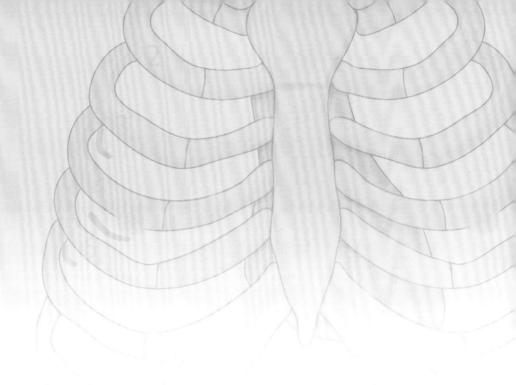

第一章

全胸腔镜心脏外科手术技术概述

第一节　全胸腔镜心脏外科手术的基本原则

一、全胸腔镜心脏手术的定义

全胸腔镜心脏手术是通过胸壁的 1~3 个小切口,通过置入胸腔内的内镜摄取术野图像,图像信号传输到显示屏后,术者进行观察,从而完成操作的心脏手术技术(图 1-1-1)。因为观察术野的方法及手术操作的方式不同,全胸腔镜心脏外科手术有别于胸腔镜辅助下小切口微创心脏外科手术和机器人辅助下心脏外科手术。

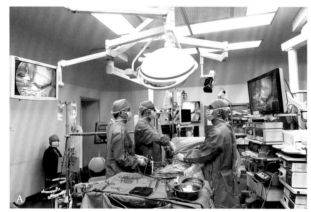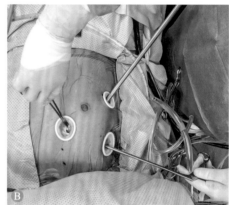

图 1-1-1　全胸腔镜心脏手术

A. 心外科胸腔镜一体化手术室;B. 主操作孔、辅助孔及腔镜孔。

二、全胸腔镜心脏手术的适应证和禁忌证

(一) 适应证

有传统开胸手术适应证的心脏器质性疾病都可考虑行全胸腔镜心脏手术,常见的手术适应证如下。

1. 房间隔缺损修补术。
2. 室间隔缺损修补术。
3. 部分型肺静脉异位连接矫治术。
4. 部分型房室间隔缺损修补术。
5. 三尖瓣下移畸形矫治术。
6. 三房心矫治术。
7. 主动脉窦瘤破裂修补术。
8. 动脉导管未闭结扎或钳夹术。

9. 二尖瓣置换、修复术。

10. 三尖瓣置换、修复术。

11. 心房颤动外科治疗。

12. 左心耳封闭术。

13. 左心房、左心耳血栓清除术。

14. 心脏良性肿瘤切除术。

15. 大隐静脉及乳内动脉移植物获取。

(二) 禁忌证

心脏器质性疾病在传统开胸手术已存在的明确手术禁忌证者,此外全胸腔镜心脏手术的禁忌证还应包括以下几条。

1. 体重<15kg 或过度肥胖、胸腔过小者。

2. 入路胸腔严重黏连者。

3. 严重胸廓畸形如漏斗胸、心脏完全位于左侧胸腔内。

4. 严重呼吸道病变或肺功能不全,不耐受部分或者单肺通气者。

5. 严重血管病变,包括腹主动脉、髂动脉或股动脉病变,或有严重的主动脉粥样硬化、升主动脉内径>40mm、主动脉缩窄、动脉导管钙化者。

6. 先天性心脏病合并重度肺动脉高压并出现双向分流或发绀,或合并其他严重的心内畸形者。

7. 严重心律失常,考虑术后需要紧急开胸或延迟关胸者。

8. 美国纽约心脏病协会(New York Heart Association,NYHA)心功能分级Ⅳ级,有低心排血量综合征者应慎重考虑。

三、全胸腔镜心脏手术医师、技术平台及设备的基本要求

(一) 医师的基本要求

1. 须取得《医师执业证书》,且执业范围为心胸外科专业。

2. 具有副高以上专业技术职称和多年心脏外科诊疗工作经验,并有熟练掌握相应常规心脏手术的能力与处理经验。

3. 掌握胸腔镜外科的基本知识、基本原则,进行过胸腔镜外科模拟、动物实验训练和临床专业培训。

(二) 技术平台的基本要求

1. 能满足全胸腔镜心脏手术临床工作要求的胸腔镜手术室。

2. 具备经国家食品药品监督管理部门认定的胸腔镜设备和手术器械。

3. 有内镜消毒灭菌设备和医院感染管理系统。

(三) 设备的基本要求

1. **摄像 - 显像设备**　包括:①内镜;②摄像机:由摄像头、电缆和摄像机主体组成;③显示器;④冷光源和光纤;⑤图像记录设备。

2. 电凝 - 电切系统、氩气刀、超声刀和激光刀等,进行组织凝固止血和切开分离组织。

3. **胸腔镜手术特殊器械**　主动脉阻闭钳、分离钳、双关节抓钳、腔镜剪刀、腔镜持针器、腔镜推结器等。

（张晓慎　肖学钧）

第二节　全胸腔镜心脏手术简史

　　追溯历史，胸腔镜技术最早起源于20世纪初，早在1912年瑞典的Jacobeus就对腔镜技术进行了报道，但是限于器械和技术的原因，在很长时间内胸腔镜技术仅应用于胸膜疾病的诊断和结核性胸膜炎胸膜黏连松解。直到20世纪90年代，随着内镜摄像系统的进步，以及内镜用切割缝合器及其他内镜下器械（剪刀及分离钳等）的出现，外科胸腔镜技术才快速发展起来。1990年底，电视内镜技术的发展和内镜缝合切割器的临床应用促成了电视胸腔镜技术（video-assisted thoracic surgery，VATS）的诞生。几年后，电视胸腔镜手术成功地应用到绝大多数胸外科疾病的临床诊疗之中。随着现代医学和医疗器械的不断发展和完善，各项技术不断趋于成熟，心脏手术也变得更加微创化、人性化。全胸腔镜心脏手术就是涌现出来的一种新技术，它与其他微创手术如小切口心脏外科手术（图1-2-1）、胸腔镜辅助下小切口微创心脏手术及机器人辅助下心脏手术（图1-2-2）不同。胸腔镜辅助下小切口微创心脏手术是利用胸腔镜技术与经胸小切口直视技术相结合暴露术野，术者主要通过胸壁切口在直视下完成心脏手术，故其切口不可能太小，往往需要借助硬性牵开器扩大肋间切口，造成骨骼及肌肉损伤较大，患者术后疼痛感也明显。以股动静脉插管进行外周体外循环技术的逐步成熟，让切口更小、完全通过胸腔镜显露术野的心脏微创手术成为可能。全胸腔镜心脏手术是术者通过胸壁的3个1~4cm的小切口，只使用软性牵开器隔离肌肉组织，并利用特殊手术器械完成的心脏手术，被认为是自体外循环应用以来心脏血管外科领域又一里程碑式的技术革命。

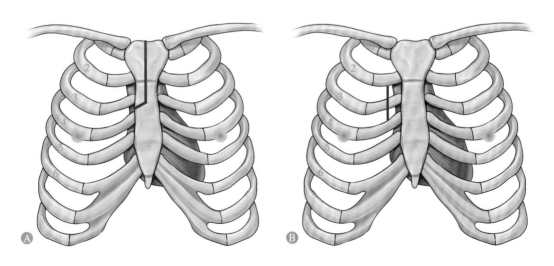

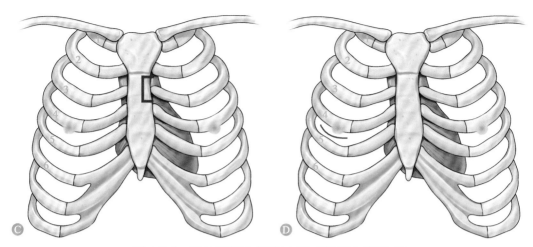

图 1-2-1　右、左胸骨旁 / 胸骨上段,右肋间小切口示意

A. 胸骨上段小切口示意(主动脉瓣置换术);B. 右胸骨旁第 3 肋处小切口,横断第 3 肋软骨示意(主动脉瓣置换术);C. 左胸骨中段第 3 肋处小切口,(干下型室间隔缺损修补术);D. 右第 4 肋间小切口示意(二尖瓣手术、房间隔缺损修补术)。图中数字表示肋骨序号。

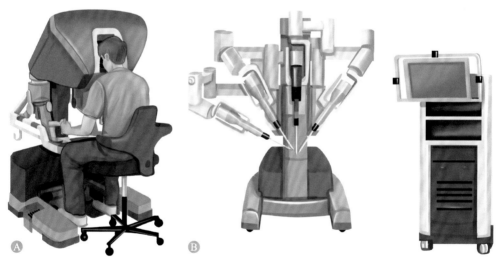

图 1-2-2　达芬奇机器人辅助手术系统

A. 术者控制台;B. 床旁机械臂车及视频系统。

　　1991 年,法国的 Laborde 在胸腔镜下经胸壁小切口完成了小儿动脉导管未闭钳闭术。1996 年,中国台湾长庚医院的张昭雄首先报道了 8 例在胸腔镜辅助下经胸壁小切口成功修补房间隔缺损的病例。1998 年,林平章等报道了 14 例在胸腔镜辅助下经胸壁小切口修补室间隔缺损的病例并获得满意的效果。2000 年,俞世强和程云阁等报道第四军医大学西京医院首先成功开展了全胸腔镜心脏手术。此后,部分心脏中心陆续开展此类手术。全胸腔镜心脏手术凭借微创、并发症少、恢复快、术后疼痛轻、生活质量显著提高及适合我国国情等优点,在我国心脏外科领域获得长足的发展。

早期,全胸腔镜心脏手术的完成对电子影像设备及胸腔镜专用手术器械等硬件要求高,费用昂贵,阻碍了此类技术在我国基层医院的开展。全胸腔镜心脏外科手术是腔镜技术和心血管外科技术的结合,对手术医师要求高,需要在具备心血管外科手术技术的基础上掌握腔镜操作技术,导致学习曲线长。目前全胸腔镜心脏手术仅适用于部分心脏外科疾病,《我国胸腔镜微创心脏手术技术操作规范专家共识(征求意见稿第二版)》中明确了一些禁忌证和适应证,治疗病种还在不断地摸索和总结中。

在现代微创外科蓬勃发展的大背景下,随着经济和技术的发展,以及社会需求的推动,微创心脏手术是未来的发展趋势。当前国外微创心脏外科多采用胸腔镜辅助小切口或机器人辅助外科手术系统,而国内仅少数心脏中心在陆续开展此类手术。就目前国情而言,全胸腔镜心脏手术更适合我国国情,在经济及技术方面更容易在国内基层医疗机构开展并具有广阔的发展前景。借助先进的智能化辅助系统,进一步对现有的胸腔镜设备进行更新、对胸腔镜专用手术器械进行改进(无线吻合器、缝合器和触觉反馈设备等),以及经过多中心的模拟实战操作技术培训之后,全胸腔镜心脏手术必然有更广泛的适应证,成为我国微创心脏外科发展的主方向。

(张晓慎　肖学钧)

第三节　全胸腔镜心脏手术的设备、器械要求

全胸腔镜手术需要传统开胸手术必备的设备、器械和材料,同时需要胸腔镜设备,专用手术器械,周围体外循环插管材料,食管超声心动图检查设备等。暨南大学附属第一医院全胸腔镜心脏手术站位如图 1-3-1。

1. 摄像-显像设备　①胸腔镜物镜:建议选择 5~10mm、30° 或 45° 的物镜;②摄像机:由摄像头、电缆和摄像机主体组成,目前带有变焦的摄像头技术已非常成熟,对于深部结构的暴露会更方便;③液晶监视器,1 080P 甚至 4K 规格的显示器配合相应摄像系统,能够显示逼真的术野 2D 图像;④冷光源和光纤;⑤图像记录设备(图 1-3-2)。

2. 电凝-电切系统、氩气刀、超声刀和激光刀等,进行组织凝固止血和切开分离组织。

3. 胸腔镜手术特殊器械

(1)主动脉阻断钳:根据国人的体型等情况,阻断钳嘴一般以 7~9cm 为宜,过大或过长都可能造成钳嘴在小手术区内无法充分张开(图 1-3-3)。

(2)分离钳、抓钳:枪式抓钳夹力更大,但组织保护及灵活度稍差(图 1-3-4)。

(3)腔镜剪刀:剪切正常或稍增厚组织时使用普通微创剪刀即可,但遇到严重增厚或者钙化组织就必须考虑使用强力剪(图 1-3-5)。

(4)腔镜持针器:常用持针器一般可以夹持 4-0 至 2-0 的缝线,对于坚韧的组织,推荐使用双关节持针器;但考虑到胸腔镜入路造成的进针方向的局限,弯头持针器应该是更好的选择(图 1-3-6)。

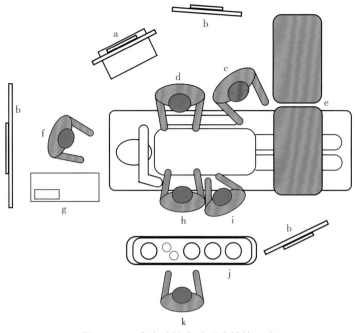

图 1-3-1　全胸腔镜心脏手术站位示意

a- 胸腔镜主机；b- 显示屏；c- 器械护士；d- 第一助手；e- 器械托盘；f- 麻醉师；
g- 麻醉机；h- 手术主刀医师；i- 第二助手（扶镜者）；j- 体外循环机；k- 灌注师。

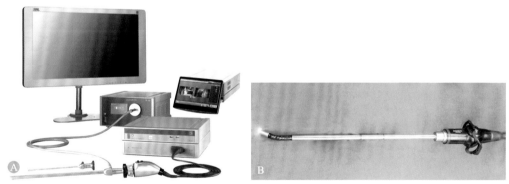

图 1-3-2　摄像 - 显像设备

A. 腔镜系统；B. 3D 可调角度胸腔镜。

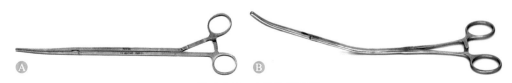

图 1-3-3　主动脉阻断钳

A. chitwood 阻断钳（方形钳嘴）；B. chitwood 阻断钳（弧柄）。

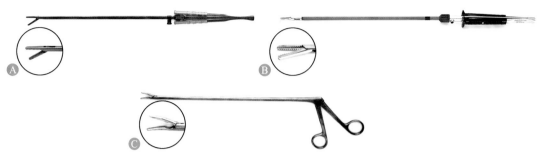

图 1-3-4　抓钳

A. 常规抓钳；B. 抓钳（可换抓头）；C. 枪式抓钳。

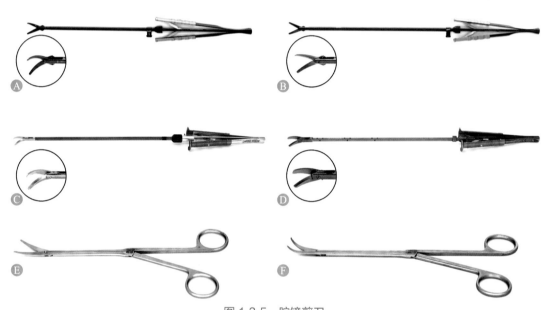

图 1-3-5　腔镜剪刀

A. 短柄弯剪；B. 长柄直剪；C. 长柄弯剪；D. 强力剪；E. 双关节直剪；F. 双关节弯剪。

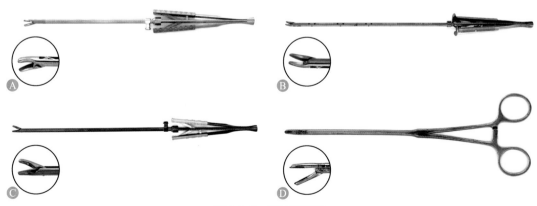

图 1-3-6　腔镜持针器

A. 短柄弯头持针器；B. 长柄弯头持针器；C. 长柄直头持针器；D. 双关节持针器。

（5）腔镜无损伤镊：长柄无损伤瓣膜镊多用于二尖瓣手术时二尖瓣的钳夹（图1-3-7）。

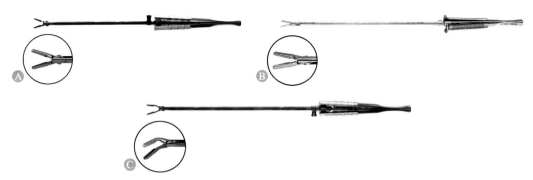

图1-3-7　腔镜无损伤镊

A.短柄无损伤镊；B.长柄无损伤镊；C.长柄无损伤瓣膜镊。

（6）剪线器：对于2-0涤纶瓣膜缝线，用剪线器剪线可以更准确地保留统一长度的线头（图1-3-8）。

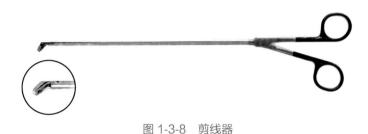

图1-3-8　剪线器

（7）特制长刀柄见图1-3-9。

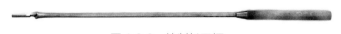

图1-3-9　特制长刀柄

（8）腔镜推结器：根据术者习惯有多种选择，笔者认为在使用右手推高张力结时适合使用三角头推结器，打结速度及结实程度有一定优势（图1-3-10）。

（9）心房拉钩：目前有多种心房拉钩产品，拉杆都必须经胸骨旁肋间穿刺进入胸腔，使用叶片时必须考虑患者的左心房大小（图1-3-11）。

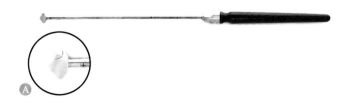

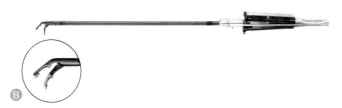

图 1-3-10　腔镜推结器
A. 三角头推结器；B. 鸭嘴推结器。

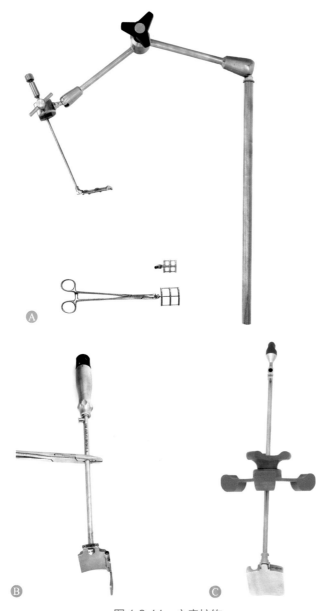

图 1-3-11　心房拉钩
A. 心房拉钩（菲林方案）；B. 心房拉钩（卡迪欧方案）；C. 心房拉钩（圣骑士方案）。

（10）二尖瓣牵开器：一种能够有效暴露二尖瓣瓣下及左心室结构的装置，多应用于二尖瓣修复手术（图 1-3-12）。

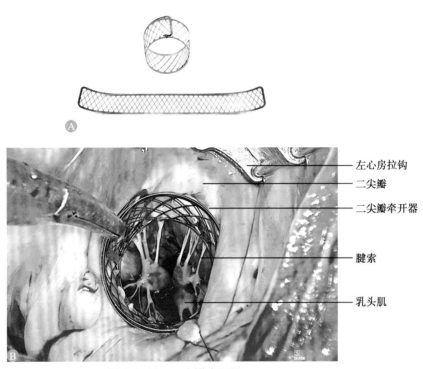

图 1-3-12　二尖瓣牵开器

A. 二尖瓣牵开器；B. 二尖瓣牵开器临床应用，可以将
二尖瓣瓣膜及瓣下腱索牵开，能较好地暴露乳头肌。

（11）挂线器及肋间牵开器：缝线可以按顺序卡在挂线器上避免凌乱（图 1-3-13）。

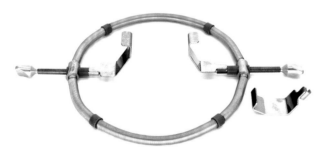

图 1-3-13　挂线器及肋间牵开器

（12）套带钳：在腔静脉过阻断带时使用（图 1-3-14）。

（13）房室瓣瓣环测量器：在进行二尖瓣、三尖瓣置换时测量瓣环大小（图 1-3-15）。

（14）生物瓣膜输送器：在生物瓣膜通过肋间切口时用于保护生物瓣膜（图 1-3-16）。

（15）超声心动仪及食管超声探头见图 1-3-17。

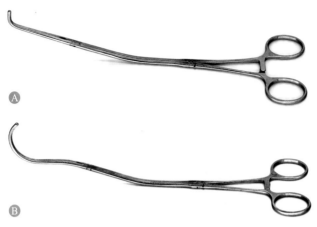

图 1-3-14　套带钳
A. 上腔静脉套带钳；B. 下腔静脉套带钳。

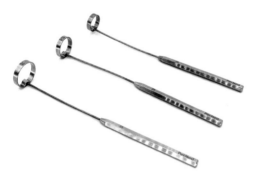

图 1-3-15　房室瓣瓣环测量器

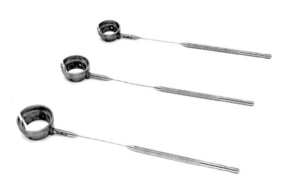

图 1-3-16　生物瓣膜输送器

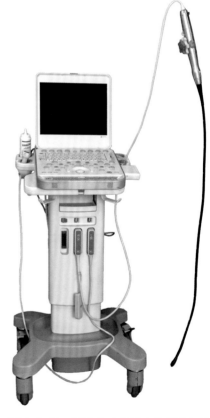

图 1-3-17　超声心动仪及食管超声探头

（张晓慎　肖学钧）

第四节　经食管超声心动图的临床应用

经食管超声心动图（transesophageal echo cardiogram，TEE）的临床应用可分为术前应用、术中应用和术后应用（表 1-4-1）。

表 1-4-1　经食管超声心动图的临床应用

临床应用阶段	检查内容
术前	1. 评估是否需要进行手术干预 2. 判断左心室功能 3. 检查有无合并左心耳、左心房血栓 4. 监测肺动脉压力 5. 评估有无主动脉粥样硬化及其程度 6. 主动脉瓣手术术前评估　①瓣环尺寸；②左心室流出道大小；③主动脉扩张 / 动脉瘤 7. 二尖瓣手术术前评估　①瓣环钙化；②关闭不全机制；③修复的可行性 8. 先天性心脏病手术术前评估　①房间隔缺损、室间隔缺损的部位及大小；②肺动脉压力；③二尖瓣、三尖瓣是否需要处理
术中	1. 监测不停搏手术的左心室和右心室功能 2. 监测动静脉插管深度
术后	1. 评估瓣膜修复 / 置换是否成功 2. 评估缺损修补是否完整 3. 发现并发症

术前超声心动图可评估心脏瓣膜手术的适应证和禁忌证。术中超声心动图最常见的应用模式是经食管超声心动图，但偶尔也会使用经胸扫描，探头通常需要在无菌保护膜覆盖下进行扫描，同时心包腔内要充盈生理盐水。术中超声心动图是心外科用于术中诊断、监测和评估的重要工具，组合形式包括：二维、三维、心脏力学及彩色和 / 或频谱多普勒，可用于：①确认术前诊断；②进行术后评估；③指导外科手术和血流动力学管理；④揭示血流动力学不稳定的病因。全胸腔镜心脏外科的手术适应证最常见的是先天性心脏病、心脏瓣膜病及心脏肿物等，如房、室间隔缺损（图 1-4-1），二尖瓣关闭不全（图 1-4-2、图 1-4-3）和狭窄（图 1-4-4），三尖瓣病变（图 1-4-5），主动脉瓣关闭不全（图 1-4-6），左心房黏液瘤（图 1-4-7）等。术中经食管超声心动图是确认二尖瓣修复成功与否的标准方法，同时也用于评估瓣膜置换后是否有残余跨瓣压差和瓣周漏。

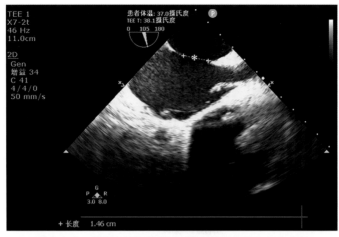

图 1-4-1　术前房间隔缺损（* 所在位置）超声心动表现

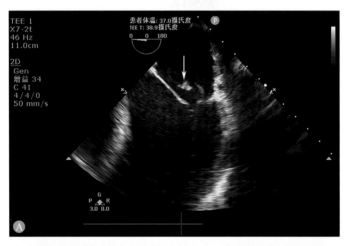

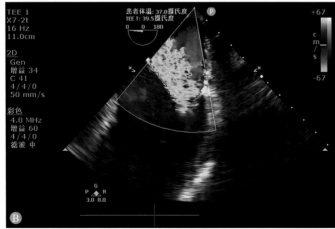

图 1-4-2　术前二尖瓣关闭不全超声心动表现
A. 二尖瓣后瓣腱索断裂（箭头所指）；B. 二尖瓣后瓣腱索断裂并大量反流。

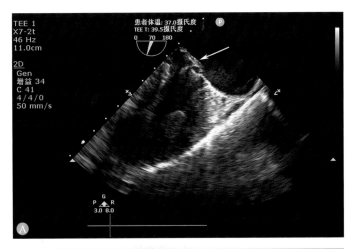

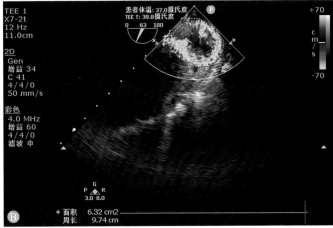

图 1-4-3 术前二尖瓣关闭不全(巴洛综合征)超声心动表现

A. 二尖瓣前瓣叶脱垂(箭头所指);B. 二尖瓣前瓣叶脱垂并大量反流。

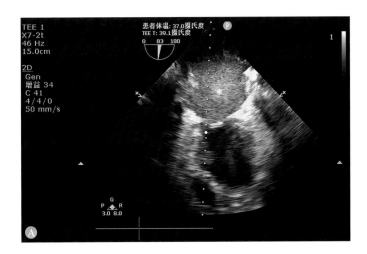

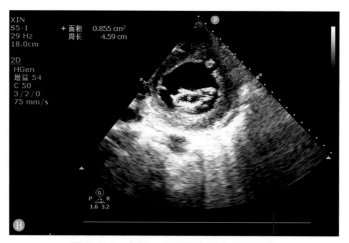

图 1-4-4　术前二尖瓣狭窄超声心动表现
A. 二尖瓣狭窄并左心房内血流缓慢(＊所在位置);
B. 二尖瓣狭窄,瓣口呈鱼嘴状(＊所在位置)。

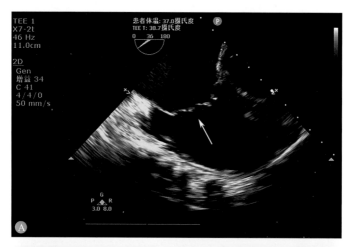

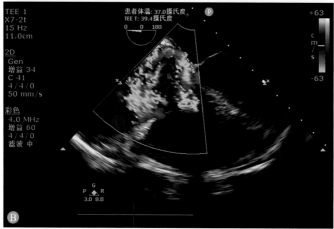

图 1-4-5　术前三尖瓣关闭不全超声心动表现
A. 三尖瓣瓣环扩张(箭头所指);B. 三尖瓣大量反流。

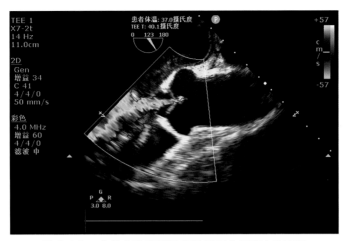

图 1-4-6　术前主动脉瓣重度关闭不全超声心动表现

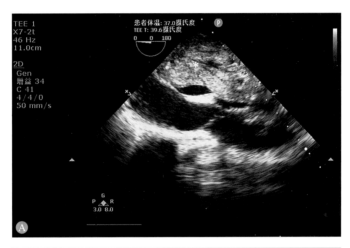

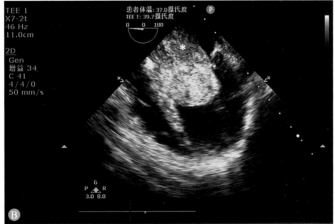

图 1-4-7　术前左心房黏液瘤超声心动表现
A. 左心房黏液瘤有一蒂与房间隔相连；B. 左心房黏液瘤
有部分瘤体脱入左心室（* 所在位置）。

手术室是一个动态的环境,术中进行超声心动图检查具有一定的特殊性。首先,超声心动图需要在昏暗的环境中进行,但是手术室通常是明亮的,需要增加输出和增益设置加以弥补,有可能引起心肌纹理、瓣膜和其他结构显示异常的情况。其次,超声心动图检查在持续麻醉或外科手术的状态下进行时,由于心包被打开,心脏暴露于胸腔,不再处于正常的解剖位置,因此成像平面经常失真,一些标准视图可能无法获得;电子干扰,尤其是电刀的使用,会使图像受到严重干扰。再次,血流动力学波动、电起搏、正压通气、液体流动和手术操作都会影响超声心动图的评估。超声心动图操作者应掌握快速获取关键信息所需的技能,在不妨碍外科手术的情况下,间歇性地要求暂停干扰,以获得最佳成像图,快速作出判断。

在体外循环时,患者的心室表现和主动脉血流的特征是不一样的。全流量时,左心室被减容,舒张容积减小,在这种情况下,即使心脏跳动,也可能出现心功能不全的征象。停止和撤除体外循环,适当补充容量后,心室的大小和功能才逐渐恢复至正常。全流量时,在主动脉中可以看到连续非相流,与体外循环插管流有关。

对于择期手术的患者,病情通过术前影像学诊断加以确定。术前超声心动图检查的目的是明确诊断和发现合并症。例如发现永存左上腔静脉,或者主动脉粥样硬化斑块,根据其部位的不同,可能改变主动脉插管或主动脉阻断钳放置的部位,或决定是否插入主动脉内球囊来阻断主动脉。

在急诊病例中,术中检查的目的是确认诊断是否准确,明确是否合并相关合并症,如有无合并左心房血栓(图1-4-8),并确定血流动力学不稳定的病因(室壁运动异常、积液、夹层等)。对于感染性心内膜炎需要进行紧急手术的患者不仅要仔细评估瓣膜病变,更要仔细评估因疾病发展而可能出现的瓣膜周围并发症,如主动脉根部脓肿和/或假性动脉瘤、瓣膜间脓肿、心内瘘等,这对于手术方案的选择非常重要。

术后早期超声心动图检查应侧重于评估手术效果及可能出现的并发症,如室壁运动异常、医源性主动脉夹层、瓣周漏、人工瓣叶活动受限等,有些并发症可能需要立即再手术干预。

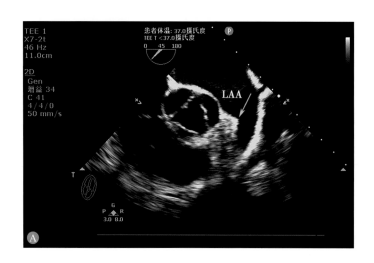

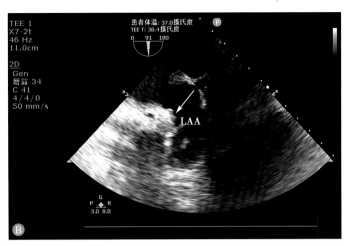

图 1-4-8　左心耳及左心房血栓超声心动表现
A. 左心耳（LAA）血栓（箭头所指）；B. 左心房血栓（箭头所指）。

一、经食管超声心动图在二尖瓣手术中的应用

二尖瓣修复是否可行，取决于术前经胸、经食管超声心动图对二尖瓣病变的评估，检查的主要目的是确定引起二尖瓣关闭不全或狭窄的解剖学异常。一般来说，后叶病变比前叶更容易修复，腱索延长或瓣膜冗长引起的二尖瓣病变比钙化、黏连或挛缩更容易修复。对二尖瓣解剖的观察有三种不同的视角：解剖视角、超声心动图视角及外科视角（图 1-4-9）。外科医师从左心房内观察二尖瓣，前外交界区位于视野的左侧，后内交界区位于视野的右侧，而通过超声心动图观察时左右是相反的。

在确定二尖瓣关闭不全的严重程度时，需要注意由于在麻醉和机械通气的情况下的开胸患者与清醒或轻度镇静患者的血流动力学有明显不同，因此术中患者与门诊患者的经食管超声心动图的结果可能存在显著差异：医师可能会低估麻醉后患者二尖瓣关闭不全的严重程度；有可能高估心律失常尤其是心房颤动患者二尖瓣关闭不全的程度；有可能低估偏心性二尖瓣关闭不全患者二尖瓣关闭不全的程度；有可能高估功能性二尖瓣关闭不全患者二尖瓣关闭不全的程度。三维超声心动图更有利于评估二尖瓣病变。与常规二维成像相比，实时三维成像在二尖瓣的完整评估方面具有优势，三维重建能帮助外科医师快速有效地辨别出病变部位。梅奥诊所对于重度二尖瓣关闭不全的诊断标准：①二尖瓣装置损害的证据；②有效瓣口反流面积（effective regurgitant orifice area，EROA）≥ 0.4cm² ；③反流量 ≥ 60ml；④反流面积 / 左心房面积 ≥ 55%；⑤反流的缩流口宽度 ≥ 0.7mm；⑥反流束到达左心房后壁；⑦肺静脉收缩期血流反转。二尖瓣关闭不全的严重程度在我国通常采用反流面积来评估，具体评估标准见表 1-4-2。

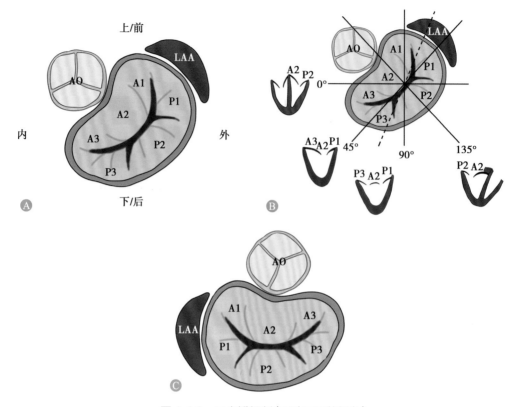

图 1-4-9　二尖瓣解剖（三种不同的视角）

A. 解剖视角；B. 超声心动图视角；C. 外科视角。

AO：主动脉；LAA：左心耳；A1：二尖瓣前叶外侧；A2：二尖瓣前叶中部；A3：二尖瓣前叶内侧；
P1：二尖瓣后叶外侧；P2：二尖瓣后叶中部；P3：二尖瓣后叶内侧。

表 1-4-2　二尖瓣关闭不全严重程度评估

方法	轻度	中度	重度
连续多普勒信号强度	低密度	中密度	高密度
反流面积 /cm²	<4	4~10	>10
反流面积 / 左心房面积	<20	20~40	>40
肺静脉血流频谱	正常	波峰变钝	反向
反流容积 /ml	<30	30~59	>60
反流面积 / 左心房面积 /%	<30	30~49	>50
有效瓣口反流面积 /cm²	<0.2	0.20~0.39	>0.4
PISA 法测量有效瓣口反流半径 /mm	<4	4~9	>10

　　手术修复后，确定二尖瓣残余关闭不全的严重程度非常重要，超声心动医师需要在收缩压正常的情况下作出这一决定。动脉收缩压并不一定是改变二尖瓣关闭不全严重程度的唯一因素，但对其可能有影响。在明显低血压或容量补充不足的情况下不应进行关闭不全程

度的评估。对于医源性二尖瓣狭窄的评估则采用脉冲和连续波多普勒的方法。在一般情况下,二尖瓣被修复后,由于二尖瓣瓣环形的收缩效应,将出现 2~4mmHg(1mmHg=0.133kPa)的平均跨瓣压差。平均跨瓣压差超过 5mmHg 应视为有医源性狭窄的可能。需要注意术中血流动力学可能会对评估结果产生影响,特别是在正性肌力药物的支持下或有明显心动过速时,可增加在基础条件下的跨瓣压差。二尖瓣被修复后二尖瓣前后瓣叶收缩期对合高度要达到 5~8mm,残余二尖瓣关闭不全面积应<2cm^2,平均跨瓣压差(mean pressure gradient,mPG)<5mmHg(图 1-4-10)。

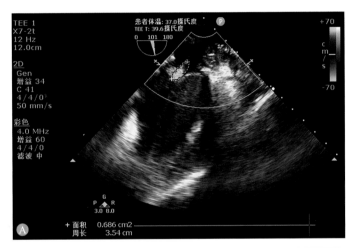

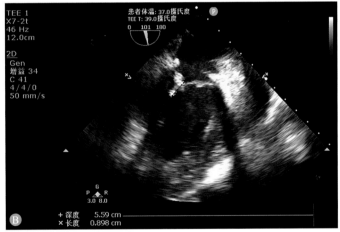

图 1-4-10　二尖瓣修复术后
A. 二尖瓣修复术后无明显关闭不全;B. 二尖瓣修复术后前后瓣叶收缩期对合高度。

　　除了评估自体瓣膜病的修复效果外,经食管超声心动图还可以帮助确定先前接受过二尖瓣手术的患者二尖瓣被重新修复的可能性:如果修复失败是由于二尖瓣本身的结构完整性问题,则重新修复的获益可能不持久;相反,如果由于二尖瓣修复的技术问题,重新修复可能是有益的。术后即刻在手术室行实时三维超声心动图结合二维彩色血流成像对于识别二尖瓣瓣环或瓣膜的分离具有重要价值,有助于评估术后并发症(图 1-4-11)。

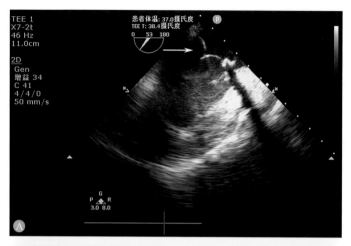

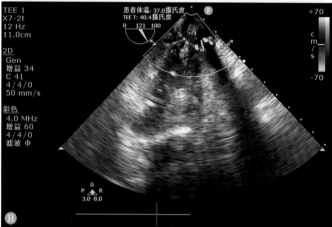

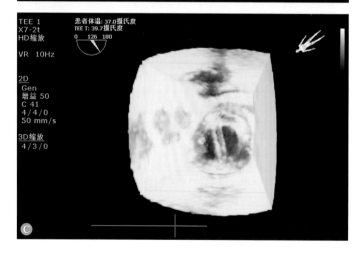

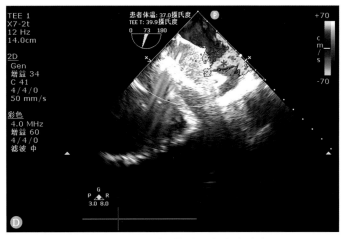

图 1-4-11　二尖瓣置换术后超声心动表现

A. 二尖瓣生物瓣膜(箭头所指)置换超声心动表现;B. 二尖瓣机械瓣膜置换超声心动表现;
C. 三维超声心动图显示置换的机械瓣膜;D. 二尖瓣机械瓣膜置换术后瓣周漏超声心动表现。

　　二维彩色血流成像能够诊断分离区域的大小及其位置,实时三维成像提供了人工瓣膜缝合环整个圆周的高分辨率视图,有利于对于瓣周漏进行精确定位和定量。在二尖瓣瓣叶冗长和高动力左心室的患者中,二尖瓣瓣环的放置及左心室容积的减少可能会引起二尖瓣瓣叶的收缩期前向活动进入左心室流出道(SAM 综合征)。轻度收缩期前向活动常见于使用正性肌力药物的患者中,如果显示为严重的二尖瓣关闭不全或流出道阻塞,则需要进一步评估。该综合征可导致流出道阻塞,类似肥厚型心肌病。二尖瓣关闭不全也可能是该综合征的一部分表现。如果流出道严重阻塞,补充容量或减少正性肌力药物没有改善,则可能需要再手术修复或进行瓣膜置换。

　　术前要评估二尖瓣修复后是否会出现二尖瓣收缩期前向活动(systolic anterior motion, SAM)的风险。黏液样变性二尖瓣常伴有多余的小叶,特别是冗长的前叶组织及非扩张的高动力左心室,是 SAM 常见的诱发因素。在食管中段五腔心或左心室长轴切面,需要测量:①舒张中期前、后叶的长度;②收缩末期二尖瓣瓣环到对合点前后叶高度的比值;③收缩末期从二尖瓣对合点到室间隔的垂直距离,也称为"C-sept 距离";④主动脉瓣 - 二尖瓣夹角(图 1-4-12)。这些测量也可以通过多平面三维成像来进行,以消除因倾斜方向造成的误差。

　　二尖瓣修复后发生 SAM 的独立预测因素有:①基底室间隔较厚(>15mm);② C-sept

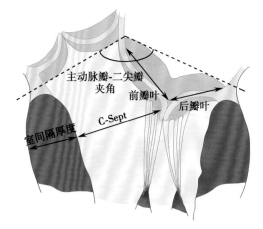

图 1-4-12　通过超声心动图测量并预测二尖瓣修复后发生二尖瓣收缩期前向活动的风险

前瓣叶:二尖瓣瓣环至二尖瓣对合点前瓣叶的高度;C-sept:收缩末期测量从二尖瓣对合点到室间隔的垂直距离;后瓣叶:二尖瓣瓣环到二尖瓣对合点后瓣叶的高度。

距离较短（<25mm）；③主动脉 - 二尖瓣夹角狭窄（<120°）；④乳头肌前向移位和前后瓣叶长度之比 ≤ 1.3。

对于二尖瓣置换术，术中经食管超声心动图可以证实人工瓣膜是否"落座"于二尖瓣瓣环内，并确认是否有瓣周漏。二尖瓣置换术通常保留部分后瓣及其瓣下腱索、乳头肌，这样做有利于保护左心室功能，但保留的瓣膜组织有可能影响人工瓣膜的启闭，术后超声心动图检查可以发现这一并发症。这一并发症也可能延迟出现，并不一定在术后立即出现。在机械瓣膜置换时，人工瓣膜方向放反的情况非常罕见，需及时发现，在再手术时予以矫正（图 1-4-13）。

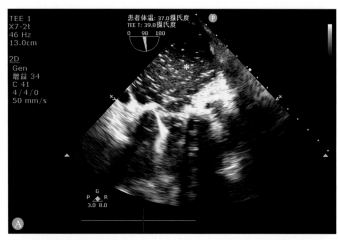

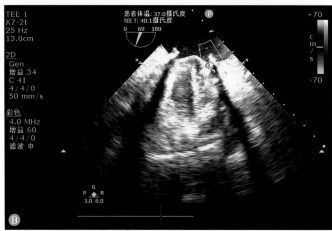

图 1-4-13　超声心动图显示人工瓣膜方向

A. 人工瓣膜方向放反，心房内大量气体（*）；B. 再手术矫正人工瓣膜方向。

二、经食管超声心动图在三尖瓣手术中的应用

目前认为，如果存在中度或中度以上的三尖瓣关闭不全，应在其他瓣膜或冠状动脉手术时考虑同时进行三尖瓣修复。现在孤立性三尖瓣关闭不全越来越多见于二尖瓣置换术后，

主张采取积极的手术方法来矫正孤立的中度和重度三尖瓣关闭不全。所使用的许多技术与治疗二尖瓣关闭不全的技术类似,食管超声心动图检查也起着相似的作用。

三、经食管超声心动图在麻醉中的应用

1. **静脉引流管的放置**　可应用经食管超声心动图监测由股静脉置入的引流管尖端放置于下腔静脉与右心房交界处,避免导管放置过深导致引流不畅、导管放置过浅导致右心房仍有血回流影响手术视野,并保证静脉引流量(图 1-4-14)。

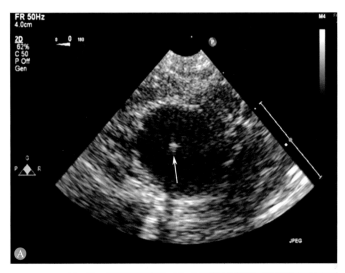

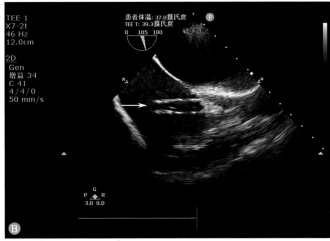

图 1-4-14　经食管超声心动图指导股静脉引流管置入下腔静脉
A. 见导丝(箭头所指)在下腔静脉;B. 股静脉引流管头(箭头所指)
进入下腔静脉与右心房交界处。

2. **心肌缺血的诊断**　在心血管手术中,监测和诊断心肌缺血是经食管超声心动图的主要功能之一。以前,术中心肌缺血主要用心电图(electrocardiogram,ECG)来诊断。近年来的研究表明,经食管超声心动图比 ECG 更为敏感和准确。为监测心肌缺血,一般将食管探

头放在左心室的中乳头肌水平用短轴观察左心室壁的运动。该水平能观察到三个大冠状动脉供血的所有区域,对心肌缺血的监测极为敏感。心肌缺血时,经食管超声心动图示节段性室壁运动异常。

3. **评价手术效果**　通过对比术前、术后关闭不全束的情况了解术后效果,对先天性心脏病手术矫治及瓣膜修复术等手术效果作出准确的评价(图 1-4-15~ 图 1-4-17)。如手术效果不理想,仍残余 2+ 级或更严重的关闭不全,需及时实施再次手术修复。对于换瓣患者则可通过经食管超声心动图诊断是否有源自瓣环外侧的瓣周漏、人工瓣损伤引起的病理性关闭不全及瓣叶开启及关闭异常等情况。

4. **指导排气**　心脏手术中的气栓是造成中枢神经损伤的主要因素。良好的心脏排气对于降低患者术后神经系统并发症有重要意义。主动脉根部排气不完全也可增加气栓风险。术中可应用经食管超声心动图指导左心系统充分排气。

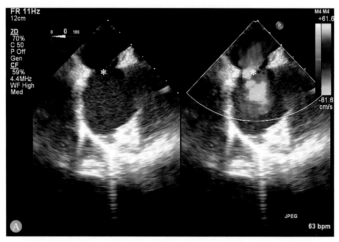

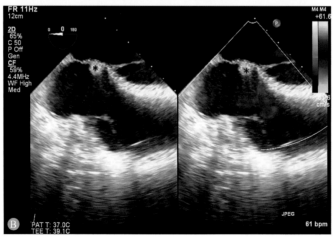

图 1-4-15　通过经食管超声心动图评价房间隔修补术手术效果
A. 术前可见房间隔局部回声中断;B. 术后见房间隔修补完整。

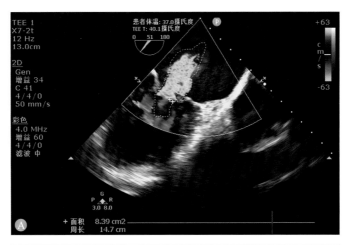

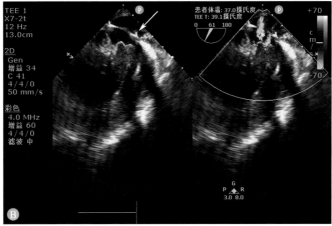

图 1-4-16　通过经食管超声心动图评价二尖瓣瓣膜修复术手术效果
A. 术前二尖瓣重度反流；B. 术后可见成形环（箭头所指），
二尖瓣仍有残余反流（*）。

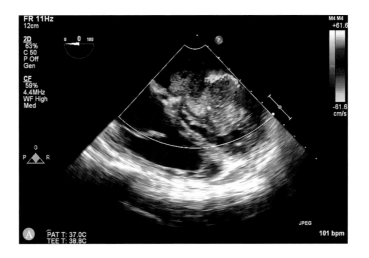

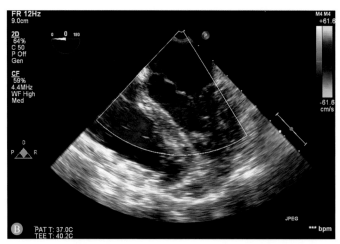

图 1-4-17　通过经食管超声心动图监测左心房黏液瘤手术前后对比
A. 术前左心房内见边界清晰的回声团块(*);B. 术后左心房内未见团块。

5. **血流动力学的监测**　经食管超声心动图可辅助评估心脏容量,判断心脏收缩 / 舒张功能、前后负荷。主要通过测量二尖瓣、肺静脉的血流频谱来反映舒张功能的变化,而舒张功能异常是心力衰竭的主要原因之一,及早发现舒张功能的异常变化对于患者的转归和预后有着重要意义。

超声心动医师应了解心脏手术可能发生的并发症(表 1-4-3)。在左心病变的手术中,体外循环停止之前,超声心动图对于监测心脏排气非常有价值。心脏手术后应探查心内任何残余空气的存在及其部位。在超声心动图图像中,空气是一个强烈的回声反射器,会导致声学阴影和混响。残余气体的常见部位是左心耳、肺静脉及心房壁。

表 1-4-3　可经食管超声心动图监测的心脏手术并发症

心腔内气体
心腔间气体
冠状动脉内气体
右心功能不全(局部或整体)
左心功能不全(局部或整体)
心肌切除后并发症:室间隔缺损;残余梗阻;冠状动脉瘘
二尖瓣修复后并发症:残余分流;医源性二尖瓣狭窄;收缩期前向活动(SAM) - 左心室流出道梗阻
二尖瓣置换后并发症:瓣周漏;瓣下组织引起的瓣膜功能障碍
先天性心脏病修补后并发症:残余分流;右心功能减退
新发主动脉夹层

术中经食管超声心动图可以发现其他术后并发症,包括新发的、恶化的左心室或右心室收缩功能减退。由于术中右心室暴露面较广,心脏灌注液对右心室保护较差,因此术后出现不同程度的右心室功能下降较为常见。右心室功能下降的程度与手术的复杂性和耗时有

关,术后应评估左右心室功能。收缩功能下降可以是心脏局部,也可以是全心脏。

术中还应警惕少见的并发症——医源性主动脉夹层的发生,其通常发生在主动脉插管部位。作为术后超声心动图评估的一部分,应观察升主动脉、主动脉弓和降主动脉的完整性,并确定是否有医源性损伤。医源性主动脉夹层是严重的术后并发症,可导致主要器官灌注不足、缺血、缺氧,甚至危及生命。

（王　昊　廖胜杰　徐宏贵）

第五节　3D 打印技术在全胸腔镜心脏外科中的应用

3D 打印(three-dimensional printing)又称叠加制造。3D 打印技术首先利用三维扫描设备获得被测物体的三维数据,再通过三维成像软件合成三维图纸,最后通过三维打印机把"打印材料"一层层地叠加起来,最终将平面的打印材料"叠加构建"为立体的实物。

3D 打印技术在形态学方面具有非常优秀的展现力和复制力。作者团队已经将 3D 打印技术应用于理论教学和临床实践,并且在这两个方面取得了一定的成绩。

在全胸腔镜心脏外科方面,胸腔镜术前规划是我们团队遇到的主要困难,3D 打印技术为我们克服这个困难提供了很大帮助。术前对心脏解剖结构进行 3D 打印,对复杂的病变形态加以模拟,可以使外科医师们直观地掌握病变部位及其程度,方便外科医师进行术前评估,制订手术方案。用于瓣膜手术规划和模拟的 3D 打印模型可以帮助评估手术危险因素和选择最佳假体参数(图 1-5-1)。如果能够获得包括胸廓结构在内的 CT 3D 重建数据,重建后的模型对于规划手术入路帮助甚大(图 1-5-2)。

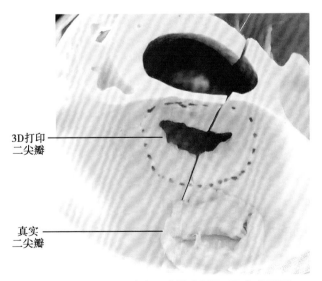

图 1-5-1　真实二尖瓣装置的 3D 打印模型

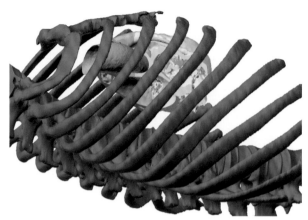

图 1-5-2　3D 重建后的胸廓模型

此外,利用柔性材料制成的精细 3D 模型还可以用于术前模拟练习。这些术前准备可以缩短手术时间和体外循环时间。

对于那些专业知识不足的患者和家属,3D 打印的心脏模型可以更加直观地呈现心脏的形态结构,使他们更加容易地理解疾病的基本情况。这样不仅能提高医患沟通效率,还能争取患者积极配合治疗,减少潜在的医疗纠纷。

在我们的教学团队对全胸腔镜心脏外科进行教学的过程中,主要存在以下两个问题。第一,心脏外科专业性强,知识点多而复杂。由于心脏自身是非对称结构,学生在学习心脏解剖的过程中,对心脏正常形态不能完全掌握,进而导致对心脏病理解剖难以理解。即使有心脏超声、电子计算机断层扫描(computed tomography,CT)和核磁共振成像(magnetic resonance imaging,MRI)等影像学资料作为教学辅助,学生仍需要具备一定的理论基础和"想象力"才能理解疾病的形态学基础和病理生理学特点。第二,心脏手术操作精细复杂,学生一时难以熟悉手术过程。即使学生有机会参与手术,学生普遍反映心脏外科手术的参与感和体验感均较低。上述两个问题给心脏外科的临床教学造成了相当大的困难。而传统的教学内容往往不够直观,学生很难通过图片、幻灯等形式理解知识,而动物模型也不能准确反映病变特点,学生无法将基础理论与临床实践相结合。因此,如何帮助学生理解心脏病理解剖的形态学基础,熟悉全胸腔镜心脏外科手术的操作过程,进而提高心脏外科的临床教学效果,这使我们的临床教学面临新的挑战。

基于心脏 CT 或 MR 采集图像数据创建 3D 心脏模型,可以个体化展示任何年龄段患者和不同病理状态下的心脏结构变化,帮助学生记忆和掌握心脏外科解剖的相关知识。必要时还可以在模型上进行相应的外科操作练习和展示;这不仅能有效降低教学成本,避免使用尸体标本需面临的道德及伦理相关问题,还可以为学生提供手术训练机会。因而,3D 打印技术在心脏形态学教学领域具有优异的应用前景。作者教学团队通过联合使用 3D 打印和虚拟现实技术,使学生们可以获得一种多感官的数字学习体验,以增进他们对心脏的遗传发育、病理解剖和手术治疗等方面的学习兴趣。

综上所述,3D 打印技术在展示心脏病理解剖基础、术前规划、演示手术过程等方面,有着极大的优势,也可应用于教学领域,还有助于医患沟通和教学研究。

(张晓慎　张　奕)

参 考 文 献

［1］CHITWOOD WR JR. Altas of Robotic Cardiac Surgery [M]. New York: Springer London Heidelberg, 2014: 3-75.

［2］易定华, 俞世强, 徐学增, 等. 中华医学会胸心血管外科学分会胸腔镜微创心脏手术技术操作规范共识专家组. 我国胸腔镜微创心脏手术技术操作规范专家共识 (征求意见稿第二版)[J]. 中国胸心血管外科临床杂志, 2016, 23 (4): 315-318.

［3］易建华, 徐学增, 易蔚. 全胸腔镜微创心脏手术技术相关问题的思考 [J]. 中华外科杂志, 2016, 54 (8): 582-585.

［4］YU S Q, CAI Z J, CHENG Y G, et al. Video-assisted thoracoscopic surgery for congenital heart disease [J]. Asian Cardiovasc Thorac Ann, 2002, 10 (3): 228-230.

［5］LOKE Y H, HARAHSHEH A S, KRIEGER A, et al. Usage of 3D models of tetralogy of Fallot for medical education: impact on learning congenital heart disease [J]. BMC Med Educ, 2017, 17 (1): 54.

［6］高强, 庄建, 岑坚正, 等. 3D 打印技术在复杂先天性心脏病外科诊疗中的应用 [J]. 中国胸心血管外科临床杂志, 2018, 25 (8): 654-658.

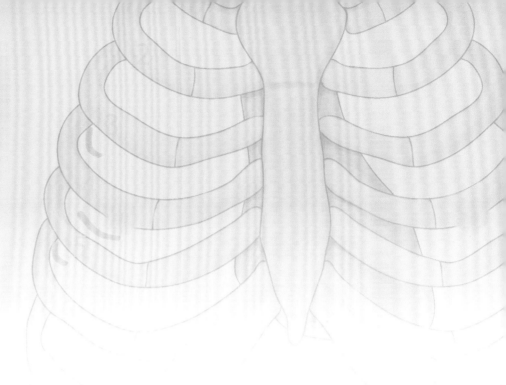

第二章

全胸腔镜下心脏解剖及手术操作技巧

第一节　全胸腔镜下心脏解剖

一、心包腔和膈神经

1. 心包腔　心包腔是浆膜心包的壁层和内脏层之间的潜在空间,它与心外膜连续,并在大血管的根部周围和纤维心包的内脏表面返折,该返折与大血管的外膜连续,并与在其后方的支气管、食管、胸主动脉和肺的纵隔表面密切相连。

2. 膈神经　膈神经主要由第 4 颈神经前根发出,第 3、第 5 颈神经前根可发支参与,在前斜角肌外侧缘之上形成主干,沿前斜角肌表面下行,在锁骨下动静脉间进入胸廓。膈神经在胸腔内由两层胸膜包裹,覆盖膈神经的胸膜较疏松,易于分离。钝性分离即可游离整个胸段膈神经。

右侧膈神经在胸腔内毗邻的结构由上而下有:右胸廓内动脉、右无名静脉、上腔静脉、右侧心包。右侧膈神经穿过右无名静脉、上腔静脉、右心房和下腔静脉,然后穿过中央腱的腔静脉孔到达膈肌(图 2-1-1、图 2-1-2)。

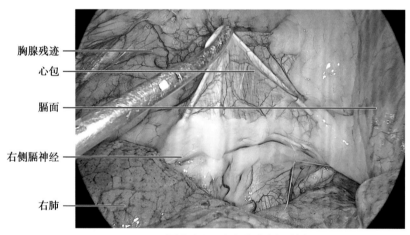

胸腺残迹
心包
膈面
右侧膈神经
右肺

图 2-1-1　心包和右侧膈神经

左侧膈神经在胸腔内毗邻的结构由上而下有:左胸廓内动脉、左无名静脉、主动脉弓、左侧心包。左侧膈神经通过左锁骨下动脉和主动脉弓外侧的上纵隔,跨过主动脉弓部,然后从心包横向向下经左心室,到达心尖。

当膈神经进入中纵隔时,它们穿过心包膜向前穿过肺门。从胸腔镜手术的角度来看,右侧膈神经靠近肺门,而左侧膈神经则位于肺门和前胸壁之间。

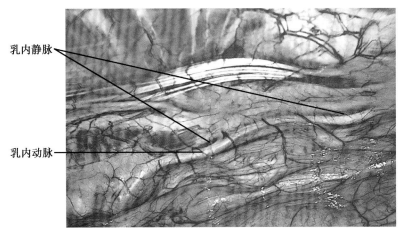

图 2-1-2　右胸廓内动、静脉

乳内静脉
乳内动脉

二、心包斜窦和心包横窦

1. **心包斜窦**（oblique pericardial sinus）　位于左心房后壁，左右肺静脉、下腔静脉与心包后壁之间的心包腔，由浆膜心包膜在肺静脉和腔静脉周围的返折形成，其形状似开口向下的盲囊。心包斜窦的右侧界是浆膜心包脏壁两层在右上下肺静脉、下腔静脉根部转折形成的右心包襞；左侧界为左上下肺静脉根部的左心包襞；上界为心包连合襞；前界为左心房后壁；后界为心包后壁。在左侧，可以看到 Marshall 韧带的褶皱，而在右侧，心包斜窦与心外膜脂肪神经节丛（ganglion plexi，GP）和右侧肺静脉相关。通过解剖下腔静脉的心包返折可进入斜窦，并可从前部进入左心房后壁和处理心外膜脂肪神经节丛。体外循环手术中，可以分离下腔静脉和右下肺静脉之间的组织，通过阻断带阻断下腔静脉回流至心脏的血液（图 2-1-3）。

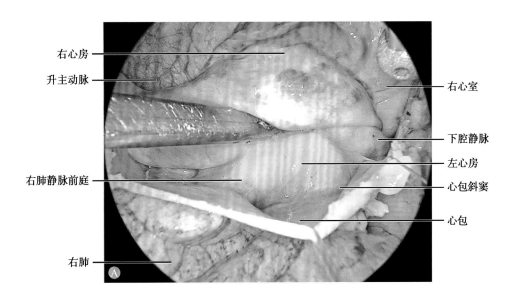

右心房
升主动脉
右肺静脉前庭
右肺

右心室
下腔静脉
左心房
心包斜窦
心包

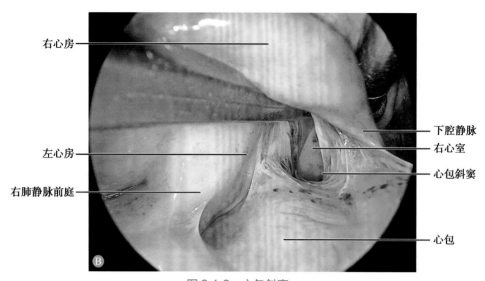

图 2-1-3 心包斜窦

A. 心包斜窦外观;B. 分离后可放置阻断带。

2. **心包横窦**(transverse pericardial sinus) 为心包腔在主动脉、肺动脉后方与上腔静脉、左心房顶部的间隙。该解剖结构是从心包腔左侧到右侧的通道,位于大动脉后方。横窦的前界为主动脉、肺动脉,后界为上腔静脉及左心房,上界为右肺动脉,下界为房室间的凹槽。窦的左侧入口在左心耳与肺动脉左侧之间,窦的右侧入口在上腔静脉、右心房与主动脉之间。手术中,可通过心包横窦放置 Chitwood 阻断钳,进行升主动脉的阻断(图 2-1-4)。

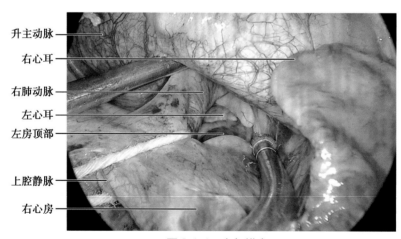

图 2-1-4 心包横窦

可通过心包横窦放置 Chitwood 阻断钳,进行升主动脉的阻断。

三、腔静脉

1. **上腔静脉** 上腔静脉收集上半身的静脉血回右心房,是一条粗而短的静脉干,在右侧第一胸肋关节的后方由左、右无名静脉汇合而成,沿升主动脉的右侧垂直下降,至右侧第三胸肋关节下缘高度注入右心房上部。上腔静脉全长约 7cm,无瓣膜,略向右凸。前方隔胸腺或脂肪组织和右胸膜的一部分与胸前壁相邻;后方为右肺根;左侧紧贴升主动脉;右侧有右胸膜的一部分和膈神经。在注入右心房之前有奇静脉注入其内。其下段位于纤维性心包内,前面和两侧被心包的浆膜层所覆盖(图 2-1-5)。

2. 下腔静脉　下腔静脉收集下半身的静脉血回右心房,是人体最大的一条静脉干,平 $L_{4/5}$ 高度由左、右髂总静脉汇合而成。在腹主动脉的右侧上升,经肝的腔静脉窝再向上穿过膈肌的腔静脉孔达胸腔,注入右心房的后下部。其入口处的左前方有一不太明显的下腔静脉瓣。下腔静脉及其属支构成下腔静脉系。凡来自下肢、盆部和腹部的静脉,都属于下腔静脉系,最后均通过下腔静脉注入右心房(图 2-1-5)。

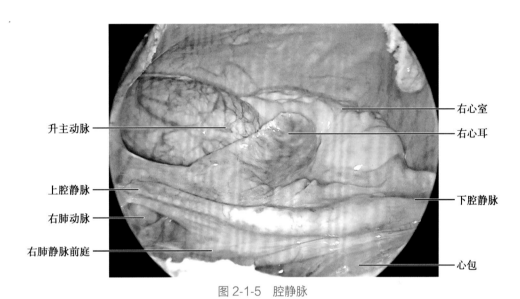

升主动脉

上腔静脉

右肺动脉

右肺静脉前庭

右心室

右心耳

下腔静脉

心包

图 2-1-5　腔静脉

四、右心房、三尖瓣

(一) 右心房

右心房分为前、后两部,前部为固有心房,后部为腔静脉窦。此两部以右缘表面的浅沟 -界沟为界。后部内壁光滑,上下分别有上腔静脉口和下腔静脉口,两口之间在界沟相应处有纵向肌肉隆起,称为界嵴。固有心房的前上部耳状突出为右心耳(图 2-1-6),其内壁有从界嵴向前发出的平行肌隆起,称梳状肌。梳状肌延至右心耳内面交错排列,许多呈蜂窝状(图 2-1-7)。

(二) 三尖瓣

三尖瓣是心脏瓣膜中最大的瓣膜,正常的瓣口面积可达 7~9cm²,平均跨瓣压差<2mmHg,跨瓣口血流速度<1m/s。三尖瓣装置可分为瓣叶、乳头肌、腱索和瓣环。三尖瓣瓣叶分为前瓣叶、后瓣叶和隔瓣叶(图 2-1-8)。

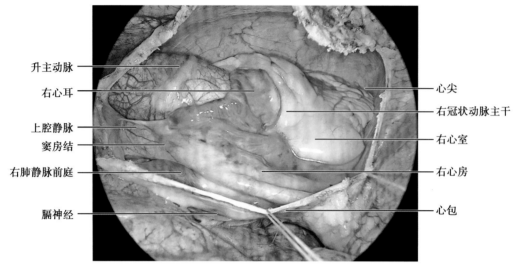

升主动脉　　　　　　　　　　　　　　　　　心尖
右心耳　　　　　　　　　　　　　　　　　右冠状动脉主干
上腔静脉　　　　　　　　　　　　　　　　右心室
窦房结
右肺静脉前庭　　　　　　　　　　　　　　右心房
膈神经　　　　　　　　　　　　　　　　　心包

图 2-1-6　上腔静脉、右心耳、窦房结及升主动脉

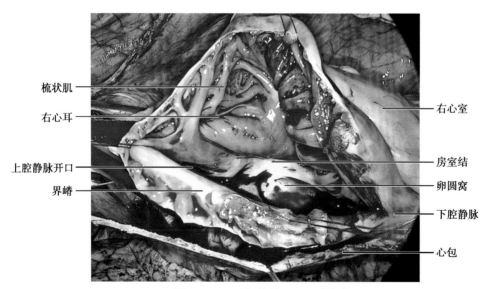

梳状肌　　　　　　　　　　　　　　　　　右心室
右心耳
上腔静脉开口　　　　　　　　　　　　　　房室结
界嵴　　　　　　　　　　　　　　　　　卵圆窝
　　　　　　　　　　　　　　　　　　　下腔静脉
　　　　　　　　　　　　　　　　　　　心包

图 2-1-7　界嵴、梳状肌及下腔静脉

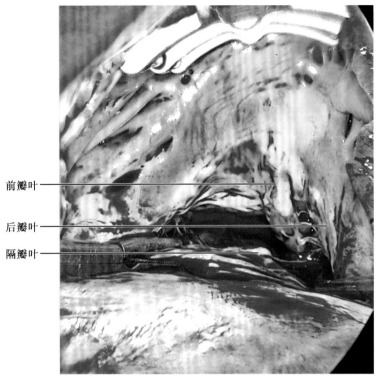

图 2-1-8　三尖瓣前瓣叶、后瓣叶和隔瓣叶

前瓣叶通常为最大和最长的瓣叶,活动区域较广。后瓣叶可有多个扇贝样,在瓣环周径上最短,约有 10% 的患者难以将前瓣叶与后瓣叶区分开。隔瓣叶最短,活动度最差,附着在室间隔正上方的三尖瓣瓣环,通过三级腱索直接连接在室间隔上。隔瓣叶和后瓣叶的交界比较清晰,通常位于冠状静脉窦在右心房的开口处。而前瓣叶和隔瓣叶的交界与主动脉根部的无冠状窦相邻,因此在此位置缝合时注意切勿过深。由于前瓣叶和隔瓣叶在周径上通常是最大的,因此前隔交界是最长的。三尖瓣的对合通常位于瓣环的高度或正好在其下方,对合高度为 5~10mm。这个对合高度可以作为瓣环扩张时,瓣膜对合不良发生前的储备。

三尖瓣瓣环含有独特的纤维结构,在解剖尸体时,可见在瓣环离右心室游离壁和室间隔壁约 2~4mm 的地方有几个纵横交错的肌肉团块来支撑非纤维结构的右心房与右心室连接(图 2-1-9)。组织学检查发现,右心室游离壁很少有纤维组织或胶原纤维,瓣环两侧是由心外膜和心内膜组成,中间房室沟是脂肪包裹着的冠状动脉和静脉。在隔瓣叶瓣环中只有少量的纤维组织,在有些心脏,三尖瓣瓣环甚至只有心房结构。正常的三尖瓣瓣环呈 D 形,具有 2 两个不同部分的非平面部分:较大的 C 形口对应右房右心房和右室右心室的游离壁,和较短且相对直的部分对应隔瓣叶和室间隔。三尖瓣瓣环的结构在心动周期中面积变化很大(高达 30%),在收缩末期 / 舒张早期、心房收缩期及有负荷条件下尤甚。继发性三尖瓣关闭不全,三尖瓣瓣环向外侧、前侧游离壁扩张,变得更似球形和平坦。而隔瓣叶由于与纤维骨架之间存在解剖关系,扩张受到限制。

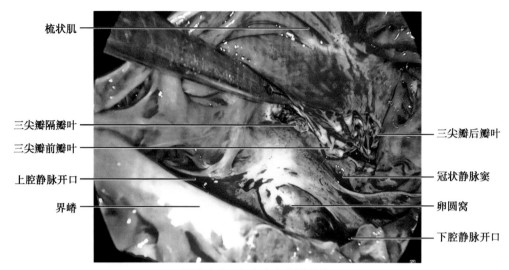

梳状肌

三尖瓣隔瓣叶

三尖瓣前瓣叶

上腔静脉开口

界嵴

三尖瓣后瓣叶

冠状静脉窦

卵圆窝

下腔静脉开口

图 2-1-9　右心房内主要结构

五、左心房、二尖瓣

(一) 左心房

左心房位于右心房的左后方与左心室的后上方,构成心底的大部分。前壁向前突出于肺动脉左侧的部分叫左心耳。右侧入路的胸腔镜手术可通过横窦观察到左心耳(图 2-1-4)。左心房充盈时使用 Chitwood 阻断钳阻断升主动脉时有损伤左心耳的可能。左心房内面除心耳处有许多梳状肌外,其余部分是光滑的,左心房后部两侧各有两个肺静脉的入口,在肺内经过气体交换后的动脉血则经肺静脉流入左心房。肺静脉口无瓣膜,但左心房壁的肌肉可伸展到肺静脉根部约 1~2cm,有括约肌的作用,以减少心房收缩时血液向肺静脉逆流。左心房的前下部有左房室口与左心室相通(图 2-1-10)。

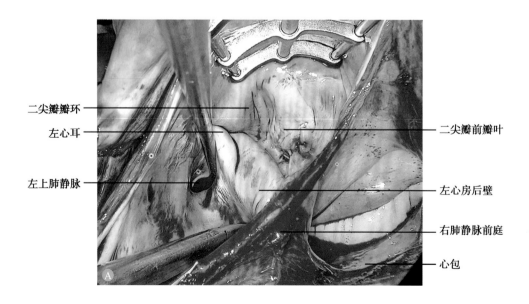

二尖瓣瓣环

左心耳

左上肺静脉

二尖瓣前瓣叶

左心房后壁

右肺静脉前庭

心包

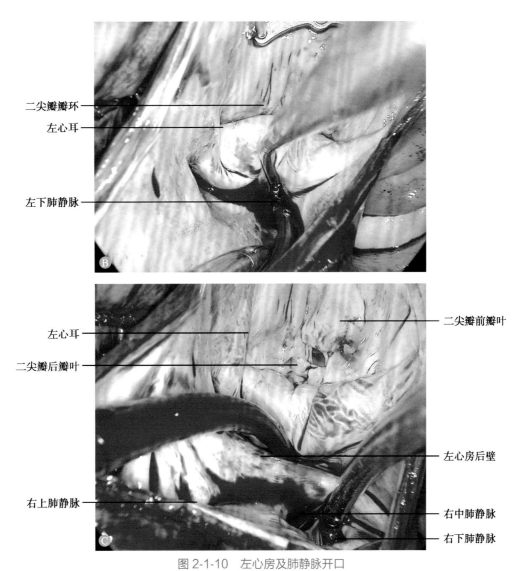

二尖瓣瓣环

左心耳

左下肺静脉

左心耳

二尖瓣后瓣叶

右上肺静脉

二尖瓣前瓣叶

左心房后壁

右中肺静脉

右下肺静脉

图 2-1-10　左心房及肺静脉开口

A. 左心房和左上肺静脉；B. 左下肺静脉；C. 右肺静脉（右上肺静脉、右中肺静脉及右下肺静脉）。

（二）二尖瓣

1. 二尖瓣瓣环　二尖瓣瓣环为左心房和左心室之间的交界，是为瓣叶提供附着点的纤维性组织带（图 2-1-11）。二尖瓣瓣环不是完整均匀、刚性的纤维环，而是柔软的，在心动周期中不断改变形状。二尖瓣瓣环的前 1/3 称为前瓣环，在解剖上实际上是不存在的。前瓣叶是主动脉瓣 - 二尖瓣幕帘的延续，与主动脉瓣环有紧密连接的纤维组织连接，内侧和外侧有致密的纤维组织聚集加固形成左纤维三角和右纤维三角，分别有回旋支和房室结通过，缝合时注意避免缝合过深损伤重要组织。前瓣环最为坚韧牢固，但缺乏可塑性，不适宜修复。二尖瓣瓣环的后 2/3 周为后瓣环，解剖上由 4 个结构组成，包括左心房组织、小叶铰链（即支点），左心室游离壁顶部和心外膜脂肪组织，同时其周围有一连串纤维组织将这些结构"黏合"在一起。这种纤维环通常是不连续的，如果存在，可能会分布在后瓣环的不同部分，其厚度和密度会有所不同,而且位置经常位于小叶铰链线下方 1~2mm 的位置。但实际上解剖上描述的不连续的纤维环外科医师是不可见的,在视觉上,外科医师可识别出心房壁略带粉红色,而后瓣叶为淡黄色,对于外科医师来说,后瓣环是指将心房壁和后瓣叶分隔开的所谓"过渡区"的虚拟线。尽管看不见,外科医师在缝合和固定瓣环的时候能感受到进针的阻力,从而察觉到纤维环的存在。后瓣环纤维组织比较薄弱而且有较大伸缩性,是二尖瓣修复手术的重要部位,可以进行环缩手术。

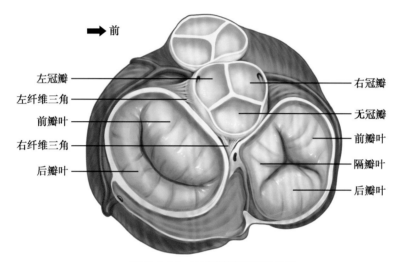

图 2-1-11 二尖瓣瓣环解剖位置

二尖瓣瓣环不是一个固定不变的椭圆形平面环状结构,在三维空间中,二尖瓣瓣环实际上呈马鞍形,其最高点位于前瓣环的中点,通常和主动脉瓣相连,最低点则分别位于左、右纤维三角,而另一个次高点则位于后瓣环。术中容易损伤的结构有:①回旋支,在左心耳基底部和前外交界区之间走行;②冠状静脉窦,围绕后瓣环走行;③房室结和房室束,靠近右纤维三角;④主动脉无冠瓣叶和右冠瓣叶,与二尖瓣前瓣叶基底密切相关。

二尖瓣瓣环形状、大小随心脏运动周期稍有变化,在心室收缩期后瓣环前移使瓣口稍缩小而左心室流出道相应扩大。二尖瓣瓣环形状不同于三尖瓣瓣环,后者呈弓形且在同一平面上。二尖瓣瓣环和三尖瓣瓣环只是在中心纤维体处相连接,两者并不在一个平面上,二尖瓣瓣环高于三尖瓣瓣环。

2. 二尖瓣瓣叶 二尖瓣瓣叶不是完全分割的两个瓣叶,整个瓣叶被两个较深的切迹分隔为前瓣叶和后瓣叶,两个切迹分别为前外交界区和后内交界区。前瓣叶主要通过主动脉瓣 - 二尖瓣幕帘与左心室流出道延续(图 2-1-12),而后瓣叶与左心室的肌肉壁相连,此种结构收缩期的最大张力集中在后瓣叶的中线处。前瓣叶,又叫主动脉叶,宽而短,近似长方形,分为光滑部与粗糙部,前者为叶片的主体,后者相当于前后叶对合时的接触缘,心室面有腱索附着。在舒张期,前瓣叶将左心室分隔为流入道和流出道两个功能区域。二尖瓣关闭时前瓣叶面积约占二尖瓣面积的 3/4。后瓣叶窄而长,近似条形。后瓣叶被两条较小的切迹分为三个部分,此两条切迹又称为瓣裂,但实际是正常解剖结构,使得瓣叶在舒张期能完全开

放。后瓣叶似三个扇叶,Carpentier 将后瓣叶分为三个节段,即前段、中段和后段,分别称为
P1、P2 和 P3。P1 邻近前外交界区,P2 位于中央,P3 邻近后内交界区,其大小可能有很大的
不同。前瓣叶相对应的区域则称为 A1、A2 和 A3。前外交界区和后内交界区分别称为 C1
和 C2,是一个 Y 型的功能实体,游离缘被 1~2 条扇形腱索牵拉,能保持前后瓣叶的连续性,
同时使它们在相连处有效对合(图 2-1-13)。

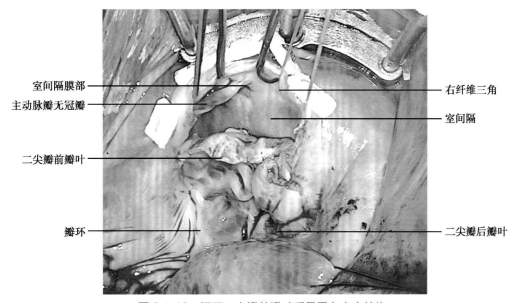

图 2-1-12　切开二尖瓣前瓣叶后显露左心室结构

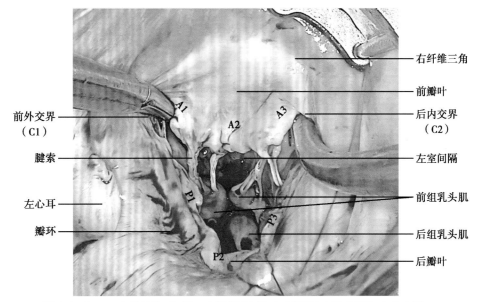

图 2-1-13　二尖瓣结构,包括二尖瓣瓣环、瓣叶、瓣下腱索乳头肌和左心室壁
A1:二尖瓣前瓣叶的外侧 1/3;A2:二尖瓣前瓣叶的中段 1/3;A3:二尖瓣前瓣叶的内侧 1/3;
P1:二尖瓣后瓣叶的外侧 1/3;P2:二尖瓣后瓣叶的中段 1/3;P3:二尖瓣后瓣叶的内侧 1/3。

3. **二尖瓣瓣下结构**　二尖瓣瓣下结构包括有弹性的腱索和有收缩性的乳头肌,又称为悬吊系统,便于瓣叶在舒张期主动开放,防止瓣叶在收缩期移位至瓣环以上水平。腱索一端附着在瓣叶的边缘和瓣叶的心室面,另一端附着在乳头肌顶部,少数腱索直接连于左心室壁肌肉。腱索由粗大的主腱索和分散的细腱索组成,按其部位与功能可分为三级。

Ⅰ级腱索:起自乳头肌,远端附着于瓣叶边缘,腱索比较粗大,主要防止瓣叶边缘外翻。

Ⅱ级腱索:亦起自乳头肌,附着于瓣叶的心室面,加强对瓣叶的牵拉作用。

Ⅲ级腱索:发自左心室后壁,附着于后瓣叶和交界区瓣叶的基底部或瓣环处。

乳头肌不是一个孤立的肉柱,在大乳头肌上有若干小乳头肌与腱索连接,通常分为前、后两组,分别位于相应的交界区下方。两组乳头肌之间偶尔会有连接 A2 或 P2 区域的中间组乳头肌。每组乳头肌分别由一条多头的粗大乳头肌或数条乳头肌组成。后乳头肌收集前、后瓣叶后半部的腱索。前乳头肌在前交界区下方,起于左心室侧壁,收集前、后瓣叶前半部的腱索。前乳头肌的血液供应主要来自左冠状动脉回旋支,后乳头肌的血液供应来自回旋支或右冠状动脉的后降支。

六、神经节丛

心脏受到自身固有的和源自中枢的自主神经共同支配,其中,自身固有自主神经亦即神经节丛(ganglion plexi,GP),主要分布在左心房表面脂肪垫内和 Marshall 韧带处,在右心房表面靠近左心房的部位亦有分布。心房自身固有的自主神经系统接受来自中枢的自主神经系统的信号,但却独立实现对心脏功能的调节,包括自律性、收缩力和传导功能。左心房表面的自主神经节丛主要分布在顶部左上肺静脉口外、顶部右上肺静脉口前外、沿 Marshall 韧带走行、后壁左下肺静脉口外和右下肺静脉口外。

(张晓慎　廖胜杰)

第二节　胸腔镜下操作技巧

一、体位

心尖及右侧背部贴上体外除颤电极贴,右侧抬高 30°、可斜横放 10~15cm 的胸垫,右上肢悬吊于头前,充分展开肋间隙,注意不要过度外展、牵拉上肢,防止损伤腋神经引起右上肢乏力、麻木(图 2-2-1)。

二、手术入路的选择

(一) 主操作孔为右胸骨旁第 3/4 肋间的入路

首先在右腋中线第 5 肋间做 1~2cm 切口作为腔镜孔,在右胸骨旁第 3/4 肋间做 2~3cm 切口(女性患者沿乳房边缘做皮肤弧形切口),并在腔镜直视引导下,避免损伤乳内动静脉,逐层切开胸壁组织,作为主操作孔,在右腋前线第 3 肋间做 2~3cm 切口(女性患者沿乳房边缘做皮肤弧形切口)作为辅助孔(图 2-2-2)。

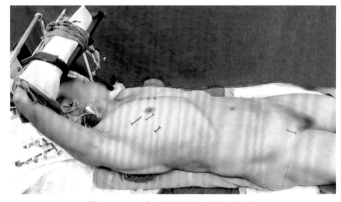

图 2-2-1 全胸腔镜心脏手术体位

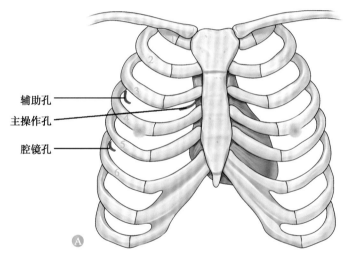

辅助孔
主操作孔
腔镜孔

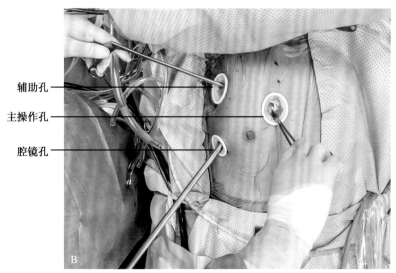

辅助孔
主操作孔
腔镜孔

图 2-2-2 主操作孔为右胸骨旁第 3 或第 4 肋间的入路

A. 腔镜孔、主操作孔及辅助孔在肋间示意;B. 胸腔镜心脏手术切口。图中数字表示肋骨序号。

　　此入路是房间隔缺损和室间隔缺损修补术、左心房黏液瘤摘除术的首选入路,也可以进行二尖瓣置换术和三尖瓣修复术等术式。此入路的优点是基本可以避开乳房,对乳腺损伤小,手术操作距离近,基本可以不用使用特制的手术器械。而缺点是对二尖瓣整体暴露欠佳,尤其是对瓣下结构显示不充分,造成较复杂的二尖瓣修复手术的观察及操作困难,而且无法将生物瓣膜送入胸腔,需要大量反手缝合操作,需要手术医师经过一段时间的培训才能适应。

(二) 主操作孔为右锁骨中线外第 4 肋间的入路

　　在右锁骨中线外第 4 肋间做 2~3cm 切口(女性患者沿乳房边缘做皮肤弧形切口)作为主操作孔;右腋中线第 5 肋间做 1~2cm 切口作为腔镜孔;在右腋前线第 3 肋间做 2~3cm 切口(女性患者沿乳房边缘做皮肤弧形切口)作为辅助孔(图 2-2-3)。

　　此入路可作为大部分微创心脏手术的入路选择,包括二尖瓣修复/置换术、三尖瓣修复/置换术、射频消融手术等。此入路的优点是可以使用特制左心房拉钩,充分暴露二尖瓣和三尖瓣,操作较为容易,有利于生物瓣膜植入和瓣膜修复,而缺点是操作距离长,必须使用特制的手术器械(视频 1)。

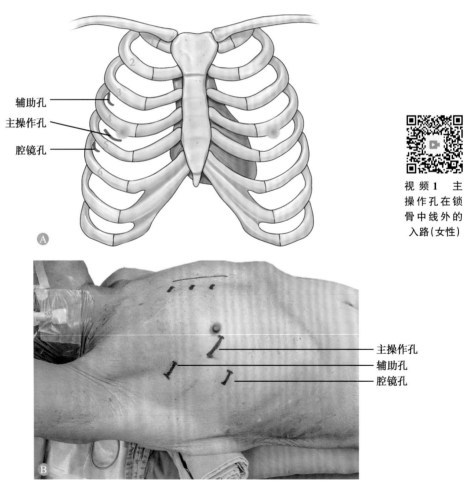

辅助孔
主操作孔
腔镜孔

视频 1　主操作孔在锁骨中线外的入路(女性)

主操作孔
辅助孔
腔镜孔

图 2-2-3　主操作孔为右锁骨中线外第 4 肋间的入路
A. 腔镜孔、主操作孔及辅助孔在肋间位置示意;B. 胸腔镜心脏手术切口。

三、心包切开及提吊

将可伸缩的电刀适当弯曲以便操作,去除心包外的部分脂肪,以暴露心包切开的位置,在去除脂肪的过程中注意对毛细血管进行烧灼止血。心包切开前,可开始体外循环,在维持血压的情况下充分引空心脏,以避免切开心包时损伤心脏、冠状动脉及电刺激诱发心律失常。注意辨识膈神经走行,避免损伤。在平行膈神经前方 2cm 处切开心包,上至升主动脉中段,下至膈肌,沿膈肌上方 0.5cm 向前方切开心包,呈一 L 形,防止术后心包积液,操作时注意避免损伤膈肌(图 2-2-4)。

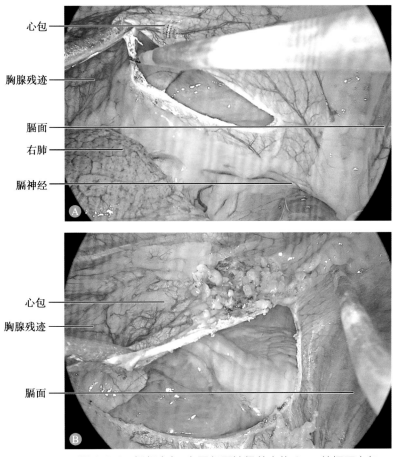

图 2-2-4　提起心包,在平行膈神经前方约 2cm 处切开心包
A. 向上切开心包至升主动脉中段;B. 向下切开心包至膈肌(L 形)。

在前方心包中段提吊 1 针,在后方心包提吊 3~4 针分别暴露主动脉、上腔静脉、左心房及下腔静脉。通过这几针吊线充分暴露心脏,方便后续操作,特别是下腔静脉处的心包吊线,应尽量靠近膈肌处心包,以此下压膨隆的膈肌,充分暴露视野(图 2-2-5、视频 2)。

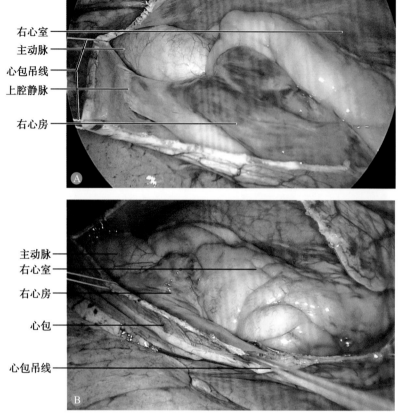

图 2-2-5 心包提吊
A. 在前方心包中段提吊 1 针；B. 在后方心包提吊 3~4 针分别
暴露主动脉、上腔静脉、左心房及下腔静脉。

视频2 心包
切开及提吊

四、腔静脉过带和上腔静脉插管

行需切开右心房的术式时，需要进行上、下腔静脉过带。如果体外循环常规使用适当负压辅助引流技术，体外循环师与手术医师能密切配合，往往不需要下腔静脉过带阻断也能起到很好的引流效果。下腔静脉过带时，使用组织分离器械分离斜窦，提起下腔静脉，分离左心房与下腔静脉之间间隔直至见到对侧心包（视频 3）。分离此处时应仔细辨认清楚解剖结构，分离不恰当可导致局部血肿、损伤右下肺静脉或下腔静脉底部。肾蒂钳带棉绳过带，经腔镜孔拉出棉绳并套管备用（图 2-2-6A）。上腔静脉过带时，直角钳带棉绳经辅助孔置入，寻找上腔静脉和肺动脉间隙并钝性分离，经主操作孔使用镊子或吸引头钝性分离对侧帮助过带。分离过程注意避免损伤上腔静脉后壁、肺动脉前壁和主动脉侧壁，经辅助孔拉出棉绳并套管备用（图 2-2-6B）。

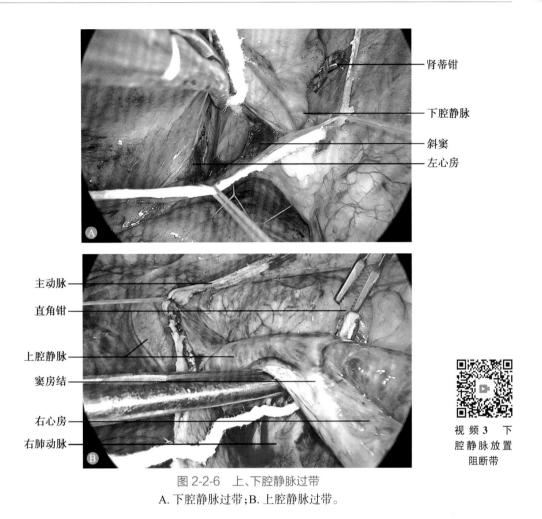

图 2-2-6　上、下腔静脉过带
A. 下腔静脉过带；B. 上腔静脉过带。

视频 3　下腔静脉放置阻断带

上腔静脉插管：于窦房结上方 2~3cm，使用 4-0 聚丙烯缝线进行上腔静脉荷包缝合，缝合时要注意中心静脉导管的位置，避免缝住导管导致术后无法拔除。经辅助孔提前置入 16F 直角插管，用尖刀切开上腔静脉，用扁桃钳适当扩张切口，顺着直角方向将插管置入上腔静脉并妥善固定（图 2-2-7、视频 4）。

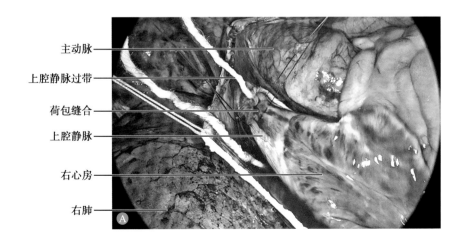

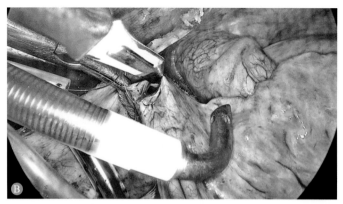

视频4 上腔静脉放置阻断带及插管

图 2-2-7 上腔静脉插管

A. 荷包缝合上腔静脉;B. 用尖刀切开上腔静脉,用扁桃钳
适当扩张切口,顺着直角方向将插管置入上腔静脉并妥善固定。

五、置主动脉灌注针

探查升主动脉及横窦,明确灌注插针位置,3-0 聚丙烯缝线短针带毛毡垫片围绕拟插针位置褥式缝合 1 针,经辅助孔拉出缝线并套管备用。缝合过程中注意缝针深浅、适当控制血压,既不可缝合过深穿透主动脉中层,导致局部大血肿、持续出血影响视野操作或形成夹层,亦不可缝合过浅仅缝合主动脉外脂肪垫,需带上主动脉外膜,使用特制加长的灌注插针经辅助孔插入主动脉,并妥善固定(图 2-2-8、视频 5)。

在拔除灌注插针时,需与体外循环师沟通,短暂降低流量,避免过多的血喷出影响视野或引起血肿。腔镜下主动脉插针位置出血如处理不当可引起严重的后果,需要有丰富胸腔镜经验的外科医师进行处理。可用 3-0 聚丙烯缝线间断带多个毛毡垫片围绕出血口或血肿部位行荷包缝合,如出血难以制止,应及时转胸骨正中开胸手术控制出血。

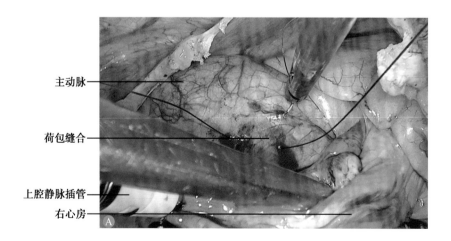

主动脉

荷包缝合

上腔静脉插管
右心房

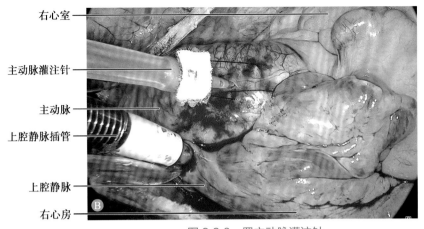

右心室

主动脉灌注针

主动脉

上腔静脉插管

上腔静脉

右心房

视频 5　升主
动脉留置灌
注针及阻断

图 2-2-8　置主动脉灌注针

A. 用 3-0 聚丙烯缝线短针带毛毡垫片围绕拟插针位置褥式缝合 1 针;

B. 使用特制加长的灌注插针经辅助孔插入主动脉,并妥善固定。

六、右心房切开、牵引显露技巧

当采用胸骨旁入路时,右心房需要合适的牵引,才能更好地显露右心房内结构。于右心房中部用 4-0 聚丙烯缝线悬吊 1 针,保持适当张力剪开右心房,向上朝右心耳,向下朝下腔静脉剪开,注意避免损伤窦房结。如下腔静脉未阻断,切开后注意提醒体外循环师适当增加负压,保证静脉引流通畅,避免大量血经切口涌出,影响操作视野(图 2-2-9)。

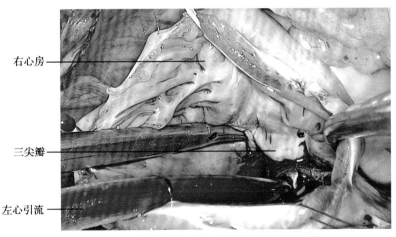

右心房

三尖瓣

左心引流

图 2-2-9　右心房的切开与牵引显露

七、二尖瓣显露技巧与手术注意事项

二尖瓣的显露可通过经右心房 - 房间隔入路,此方法的优点在于与胸骨正中开胸手术的入路一致,距离二尖瓣较近,使用普通器械即可,缺点是对二尖瓣的暴露较差(图 2-2-10),处理瓣下结构较困难,复杂的瓣膜修复手术不宜用此入路,可用此入路行二尖瓣瓣膜置换术。

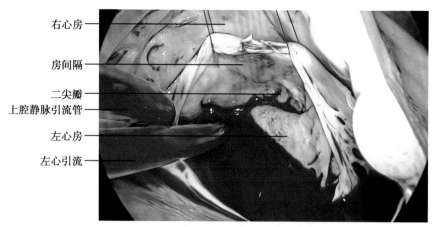

右心房
房间隔
二尖瓣
上腔静脉引流管
左心房
左心引流

图 2-2-10　经右心房 - 房间隔入路
在房间隔上悬吊两三针以暴露二尖瓣。

目前二尖瓣的显露主要是通过房间沟入路,采用特制的左心房拉钩及 1~2 条辅助吊线能清晰地暴露二尖瓣及其瓣下结构(图 2-2-11),是二尖瓣修复术的首选入路,但需要特制的腔镜器械来完成操作(视频 6)。左心房拉钩的杆放置的位置一般是胸骨旁第 3/4 肋间,可根据左心房的位置,利用特制直角钳在胸腔内逆行进行准确定位,同时也能在直视下避免损伤右侧乳内动静脉。当需要处理二尖瓣瓣下结构时,可使用二尖瓣牵开器来推开瓣叶,以便更好地暴露乳头肌和腱索(图 1-3-12)。

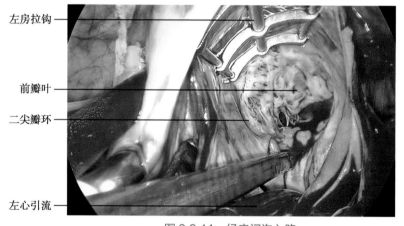

左房拉钩

前瓣叶
二尖瓣环

左心引流

视频 6　左心房的显露

图 2-2-11　经房间沟入路
采用特制的左心房拉钩及 1~2 条辅助吊线能清晰地暴露二尖瓣及其瓣下结构。

八、缝线的摆放技巧

当进行二尖瓣修复术或置换术时,大量的线从主操作孔出来,缝线摆放的位置要按缝合部位的顺序依次摆放,此时可用挂线器固定线的摆放顺序,以避免缝线的缠绕和混乱(图 2-2-12)。如果发生缝线交叉或错乱,要在腔镜下理顺则比较费时和困难。缝合时助手拉线非常重要,应避免缝线盘绕在操作孔引起绕线;而且拉线的方向要和缝合的方向相反,如从下往上缝,线则要朝下拉。而双头针的拉线一定要注意两根线的顺序和拉的方向,不要随意去调整和更换,术者会根据缝合时的具体情况决定拉线的顺序和方向,需要按主刀的指示摆放和固定。

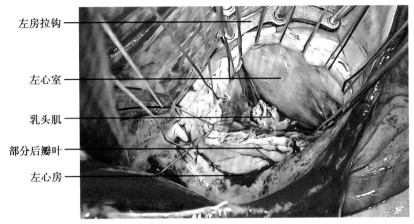

左房拉钩

左心室

乳头肌

部分后瓣叶

左心房

图 2-2-12　缝线的摆放

缝线摆放的位置要按缝合部位的顺序依次摆放,此时可用挂线器
固定线的摆放顺序,以避免缝线的缠绕和混乱

九、关胸注意事项

在心脏切口和插管位置仔细止血后,缝合心包,缝合心包最顶端时需将退化的胸腺组织一起缝合,以防出血和淋巴漏的发生。可在心包中段再缝合 1 针以避免发生心脏嵌顿。胸壁三个孔的止血要按照一定的顺序进行,首先是辅助孔,其次是主操作孔,最后是腔镜孔。止血需要在胸腔镜的监视下进行,确认缝合后胸壁没有活动性出血,直到辅助孔和主操作孔缝合完毕后才可完全退出胸腔镜。最后经腔镜孔置入 24~28# 胸腔引流管,应朝膈肌方向置入,且不宜过深,确保引流通畅。由于腔镜孔缝合时没有胸腔镜的监视,应充分止血(图 2-2-13)。微创心脏手术由于创面小、渗血少,因此术后因引流过多而再次开胸止血的标准不能与胸骨正中开胸手术等同,一般术后引流量不超过 50ml/h,术后 24 小时不超过 200ml,如超过应该积极考虑开胸止血。

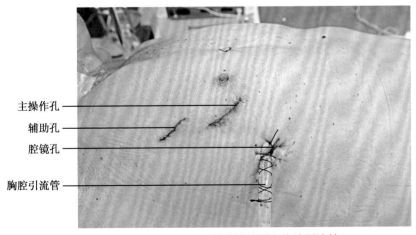

主操作孔

辅助孔

腔镜孔

胸腔引流管

图 2-2-13　经腔镜孔置入胸腔引流管

十、临时起搏电极的放置

如有需要,首选经右侧颈内静脉置入心内膜临时起搏电极,尖端位于右心室游离壁,接临时起搏器使用或备用。在放置过程中需要注意几点:①应在上腔静脉插管前放置,上腔静脉插管后电极则很难通过上腔静脉;②行右心手术时,可在手术直视下,在关闭右心房切口前通过三尖瓣将电极置入右心室;③如心内膜临时起搏电极尖端不带球囊,切记不可在体外循环辅助心脏空跳的情况下盲目置入,遇到阻力切勿用力,以免电极损伤或穿破右心房、右心室;④用缝针对心内膜临时起搏电极及鞘加以固定。

缝合心外膜临时起搏电极在传统心脏手术中广泛应用,通常在主动脉阻断开放后,心脏恢复跳动的情况下在右心室游离壁无血管区缝合临时起搏电极,如有出血可采用 5-0 聚丙烯缝线缝合止血。但在腔镜手术中,右心室无血管区暴露差,手术操作距离长,如采用传统方法放置起搏电极容易发生心肌撕裂、血肿、无法止血等并发症。因此,作者中心采用新的方法放置心外膜临时起搏电极:在心脏开放循环开始跳动之前,用毛毡垫片与钛夹的组合,将起搏电极的有效起搏部位固定在右心室游离壁上(图 2-2-14)。采用这种方法后没有发生需要再次止血的情况,但缺点就是这部分起搏电极将被永久放置在心脏表面,不能拔除,否则会撕裂心肌引起严重后果。

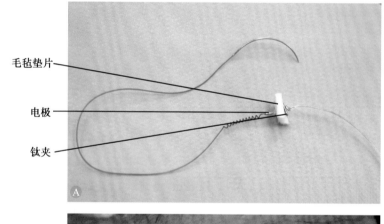

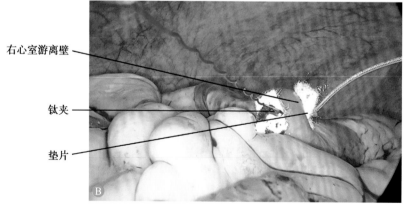

图 2-2-14　临时起搏电极的放置
A. 用毛毡垫片与钛夹的组合;B. 将起搏电极的有效起搏部位
固定在右心室游离壁上(解剖图)。

十一、并发症的处理

1. **出血** 如前所述,经常发生出血的部位是主动脉灌注插针处、右心房切口处及左心房切口处,三尖瓣前隔交界进针过深造成主动脉窦部出血及左心耳损伤(阻断钳损伤或左心耳缝闭损伤)也有报道。一旦出现灌注插针处出血或者切口出血必须带垫片缝针止血,如操作困难,可在全流量心脏完全空跳的情况下进行操作。怀疑三尖瓣前隔交界进针过深导致主动脉窦部出血者必须拆除相应缝线后进行止血。一旦怀疑左心耳损伤出血,必须及时转胸骨正中开胸进行止血。

2. **中转开胸** 胸腔镜下局部心脏结构通过影像放大,清晰度甚至可以超过直视观察,但是由于切口较小及角度限制,分离、缝合和打结等操作的便利性降低,一旦出现胸腔广泛严重黏连,左心耳、左心室、主动脉的严重损伤,应该及时转胸骨正中开胸手术,避免发生严重并发症。因此,在术前谈话及进行术前消毒铺巾的准备工作时,应该考虑转胸骨正中开胸手术的可能性。

(张晓慎 廖胜杰)

参 考 文 献

［1］ DAHOU A, LEVIN D, REISMAN M, et al. Anatomy and physiology of the tricuspid valve [J]. JACC Cardiovasc Imaging, 2019, 12 (3): 458-468.

［2］ FALETRA F F, LEO L A, PAIOCCHI V L, et al. Anatomy of mitral annulus insights from non-invasive imaging techniques [J]. Eur Heart J Cardiovasc Imaging, 2019, 20 (8): 843-857.

［3］ GELSOMINO S, CORRADI D, LORUSSO R, et al. Anatomical basis of minimally invasive epicardial ablation of atrial fibrillation [J]. Eur J Cardiothorac Surg, 2013, 43 (4): 673-682.

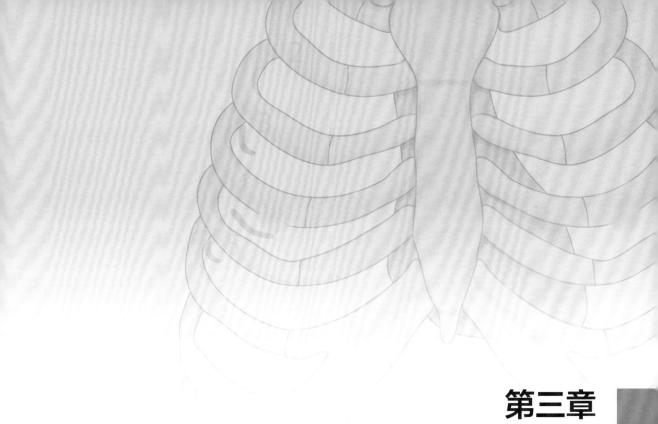

第三章

全胸腔镜心脏手术的麻醉

第一节　麻醉前评估

麻醉前访视的目的是全面了解并评估患者情况,制订具体麻醉方案,预测并提前预防可能出现的围手术期并发症,消除患者紧张和焦虑情绪。除了仔细阅读病历资料,还应对患者进行麻醉相关体格检查、气道方面的评估,了解现病史、既往史、用药史、过敏史、合并症严重程度及其对机体的影响。对于需要接受全胸腔镜心脏手术的患者,术前评估须重点关注心肺功能。

一、心功能评估

根据美国纽约心脏病协会(New York Heart Association,NYHA)心功能分级为Ⅰ级、Ⅱ级的患者,手术麻醉安全性较高;心功能Ⅲ级的患者,心脏手术的麻醉有一定风险;心功能Ⅳ级的患者则麻醉耐受性极差,应高度重视。术前心电图监测、心脏超声心动图检查、冠状动脉CT和冠状动脉造影检查等,均能提供客观评价患者心功能状态和病变程度的信息。

1. **心脏超声心动图**　可了解心腔内结构异常情况、心脏是否扩大、瓣膜病变的程度,识别病变是以狭窄为主还是以关闭不全为主。心室射血分数,主要反映心肌收缩能力,一般认为左心室射血分数(left ventricle ejection fraction,LVEF)<50%或右心室射血分数(right ventricle ejection fraction,RVEF)<40%,即为心功能下降。静息状态下肺动脉平均压(mean pulmonary artery pressure,mPAP)≥25mmHg 诊断为肺动脉高压(pulmonary arterial hypertension,PAH)。

对于超声心动图提示重度肺动脉高压(>45mmHg)的患者须引起警惕,因为重度肺动脉高压常在围手术期引起严重的并发症,并可能导致死亡。对于重度肺动脉高压患者,术前吸纯氧提高血氧分压能解除肺血管痉挛,有效降低肺血管阻力;术中应加深麻醉,避免肺血管阻力的进一步增高,可用曲前列地尔(treprostinil)扩张肺动脉;同时还应避免手术中缺氧和高碳酸血症导致肺动脉压力的增高。必要时术前可行右心导管检查(right heart catheterization,RHC),测量肺血管阻力(pulmonary vascular resistance,PVR),也可应用漂浮导管持续监测肺循环血流动力学指标,包括肺毛细血管楔压(pulmonary capillary wedge pressure,PCWP),及时了解肺动脉压力和左右心室功能的变化。

2. **心电图**　伴有心律失常的患者,术前应尽可能改善,例如长期心房颤动,应接受规范抗心律失常药治疗以控制心室节律。围手术期应防止心律失常的恶化及新发心律失常,麻醉前准备好相应抗心律失常药,如β受体阻滞剂、利多卡因、胺碘酮及心律平(普罗帕酮)等。

3. **冠状动脉造影**　有冠状动脉病变的患者,应了解确切的病变部位及阻塞程度,合并三支病变和左主干病变者,对心肌缺血耐受性很差,应引起重视。还要了解是否发生过心肌梗死及最近发生心肌梗死的时间,心肌梗死患者的择期手术至少应推迟到心肌梗死发生4~6周后。

二、肺功能评估

术前应根据胸部 X 线片、动脉血气、肺功能检查结果及患者平时症状等评估患者肺功能。

1. 询问病史　询问患者有无慢性支气管炎、肺气肿、哮喘病史,患有严重慢性支气管炎、慢性阻塞性肺病、支气管哮喘者应谨慎选择全胸腔镜心脏外科手术。对吸烟者,术前需禁烟 2 个月以上。如果患者合并呼吸系统感染,应先积极治愈后再手术。

2. 简单易行的肺功能估计方法　如屏气试验<20 秒则提示心肺功能不全;吹气试验>5 秒,表示有阻塞性通气功能障碍。

3. 肺功能检查　通气功能通常以患者实测值所占预计值的百分比表示:最大通气量(maximal voluntary ventilation,MVV)占预计值 ≥ 75% 为基本正常;60%~74% 为通气功能轻度减退;45%~59% 为通气功能中度减退;30%~44% 为通气功能重度损害; ≤ 29% 为通气功能极度损害。通常 MVV 占预计值 ≤ 60% 者应加强呼吸监测,预防低氧血症及二氧化碳潴留。

4. 动脉血气　动脉血氧分压(PaO_2)可反映肺通气“摄氧”和换气功能,主要判断有无出现缺氧、缺氧的程度及有无呼吸衰竭。动脉血二氧化碳分压($PaCO_2$)可反映肺通气功能。

三、全胸腔镜心脏外科手术及麻醉的禁忌证

1. 过度肥胖　过度肥胖、膈肌抬高会影响微创手术操作。值得注意的是,对于体重>90kg 的患者,即使用最大的 28Fr 股静脉插管引流及负压辅助调节在 −50mmHg,回流仍有受限可能。

2. 胸腔手术史、感染史　胸膜、心包黏连严重,难以分离,无法暴露微创手术术野。

3. 胸廓或气管、支气管畸形　严重的胸廓畸形或气管、支气管畸形,无法行双腔气管插管或支气管插管进行单肺隔离。

4. 外周体外循环建立困难　对于主动脉及髂动脉、股动脉多发斑块、溃疡及迂曲的病例,进行股动脉插管有较高的风险,应视为相对禁忌证;对于下腔静脉梗阻、巴德 - 基亚里综合征等不能进行股静脉插管者,应视为相对禁忌证,需要评估经右心房引流的可能。

5. 心肺功能不全　NYHA 心功能分级Ⅳ级、有低心排血量综合征及并发肝、肾功能不全者应视为相对禁忌证;心肺功能差,不能耐受单肺通气者,应视为禁忌证。

第二节　麻　醉　诱　导

患者进入手术室后常规监测,开放外周静脉通道,予以静脉镇痛药物及局部麻醉(复方利多卡因乳膏术前 1 小时穿刺表皮浸润)后进行桡动脉穿刺,监测有创动脉压(invasive arterial pressure,IAP)。麻醉机调整氧浓度维持在 100%,通气频率设置为 20 次 /min 进行快速诱导插管,麻醉诱导可选用咪达唑仑 0.05~0.10mg/kg、依托咪酯 0.20~0.25mg/kg、芬太尼

5~10μg/kg 或舒芬太尼 0.5~1.0μg/kg、罗库溴铵 0.6~1.0mg/kg 进行诱导(以维持血流动力学稳定在适宜剂量,滴定式用药),采用普通喉镜或可视喉镜进行双腔气管导管插管,用纤维支气管镜调整导管深度,精确定位导管位置,确保单肺隔离的有效性(图 3-2-1)。

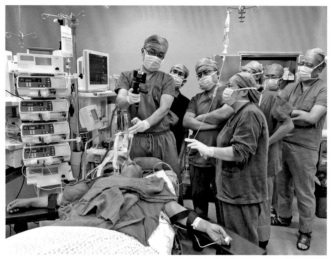

图 3-2-1　通过纤维支气管镜引导双腔气管导管置入及定位

诱导时应注意以下几点。

1. 避免低血压　麻醉诱导最重要的是维持血流动力学稳定,控制血压平稳,避免循环应激引起心律失常的发生。必要时可给予血管活性药维持循环稳定,如多巴胺、去氧肾上腺素、肾上腺素等,以确保全身重要脏器的灌注,但心脏手术麻醉需要谨慎应用扩容提升血压的方法。选择诱导药物应以不过度抑制循环、不影响肝、肾功能为前提。为避免麻醉药对循环的抑制,以小剂量叠加式给药为宜,适宜减慢诱导速度。用药量过大、注射速度过快会使心血管功能遭受抑制。

2. 维持窦性心律和控制心率　心率过慢无法达到正常心排血量,心率过快使舒张期缩短,降低冠状动脉灌注,增加氧耗;强烈的应激对患者更为有害,要避免麻醉过浅、插管刺激导致的快速性心律失常,必要时可使用短效 β 受体阻滞剂,如艾司洛尔控制心率。

第三节　麻醉药物的选择

针对不同心脏疾病的病理生理特点,诱导及维持麻醉应遵循一定的原则。静脉麻醉药、吸入麻醉药及肌肉松弛药对心血管系统都会产生不同的作用。对心脏病患者选择麻醉药物应作全面衡量,考虑以下几个方面的问题:①对心脏收缩功能的影响。安定、依托咪酯对心脏循环功能抑制轻微,咪达唑仑、异丙酚、吸入麻醉药的抑制作用则较强,阿片类药物对心肌收缩能力的抑制作用较弱。②对心率的影响。以二尖瓣反流、主动脉瓣反流为主的病例,可因心率适度加快而减轻反流,增加心排血量;心率适当减慢对以瓣膜狭窄为主的病例可能起到有利作用,但对合并急性左心衰竭的病例则需注意,心率过度减慢可能会增加左心室容量负荷致使心力衰竭加重;肌肉松弛药可能会导致与组胺释放有关的过敏反应,影响心率,如泮库溴铵可引起心率增快、外周血管阻力增加,从而使血压升高,增加心肌氧耗;哌库溴铵与芬太尼合用易导致心动过缓;罗库溴铵和顺阿曲库铵的促组胺释放作用则较轻微。③引起心律失常的可能。严重的心律失常可造成血流动力学的不稳定。氟烷麻醉患者可诱发室性心律失常;七氧烷有心肌缺血预处理作用;依托咪酯和异丙酚对循环应激影响相对较小,术中不易诱发心律失常;阿片类药物可使迷走神经兴奋而引起心动过缓。④对心肌氧耗的影响。氯胺酮可兴奋交感神经,促进心脏收缩及血压升高,但会增加心肌氧耗,选用前应衡量其利弊。

综合以上几点因素,术中麻醉维持可选择丙泊酚、芬太尼或舒芬太尼、罗库溴铵或顺阿曲库铵等药物持续静脉输注。特别值得注意的是阿片类药物具有循环稳定性,是心脏手术麻醉中最重要的药物。但术中追加使用要遵循少量多次的原则,如于切皮、转流前分别追加芬太尼 2~5μg/kg,避免阿片类药物大量使用产生的呼吸抑制及对胃肠道功能的影响,延长术后的恢复时间。

第四节　术中麻醉管理要点

一、诱导性心动过缓

诱导性心动过缓(induced bradycardia)是一种综合控制心率的方法,在进行微创冠状动脉旁路移植术(前降支病变)、胸腔镜下不停搏瓣膜手术时,手术在心脏跳动的状态下进行,术中心率要求控制在 60 次 /min 以下,需采用综合的手段控制心率。

1. **完善术前准备**　麻醉前患者的焦虑情绪和术前用药不足可使交感神经处于兴奋状态,导致心动过速等心律失常、增加氧耗。对于冠心病患者,术前要尽量减轻其恐惧不安心理,给予安慰和鼓励,加上合理的术前用药,使患者入手术室时呈不焦虑、不紧张状态,这对维持患者围手术期血流动力学稳定有重要意义,也是诱导性心动过缓的基础。因此术前应给予适量的镇静药,并根据术前心率、血压及病情选用适量的 β 受体阻滞剂或钙通道阻滞剂,使患者术前心率低于 70 次 /min,有利于术中进一步控制心率。

2. **维持血流动力学稳定**　冠心病患者常合并高血压,术中血压的变化不应超过术前的20%,剧烈的血压波动易使心肌氧供、氧耗失衡,低血压则可能会合并较快的心率,应力求平均动脉压和心率的比值>1.0~1.2。

3. **维持适宜的麻醉深度**　精准麻醉,维持一定的麻醉深度是对抗手术伤害性刺激、实施诱导性心动过缓的前提。尤其在麻醉诱导进行气管插管时,要避免插管刺激导致交感神经兴奋的状态。选择麻醉药时应避免使用加快心率的药物。可采用脑电双频指数(bispectral index,BIS)监测麻醉深度,维持适当的麻醉深度以达到稳定心率的目的。

4. 适当使用血管活性药 必要时可使用中效或短效 β 受体阻滞剂控制心率,如:艾司洛尔,先静脉注射负荷量(0.25~0.50mg/kg),注意单次最大剂量不超过 50mg,维持量自 0.05mg/(kg·min)开始,逐渐加至 0.10mg/(kg·min);美托洛尔每次 1~2mg,每 10min 可追加 1 次,最大剂量不超过 5mg。术中发生高血压同时伴心率增快时,可选用地尔硫卓;发生低血压时,可选用去氧肾上腺素短暂提升血压。

二、保证静脉引流通畅

我们通过外周体外循环插管(peripheral extracorporeal circulation intubation)建立外周体外循环,建立外周体外循环是全胸腔镜心脏外科手术成功的关键之一。我们一般采用外周股动、静脉插管建立体外循环,并辅以各种辅助引流方法,以保证更好的引流和灌注效果。经右颈内静脉进行上腔静脉插管引流是一种常见、较有效的体外循环静脉引流方法。需要麻醉医师用经皮穿刺法于右颈内静脉插管行上腔静脉引流(图 3-4-1)。经皮穿刺法于右颈内静脉插管行上腔静脉引流的适应证为:①手术规划需在上腔静脉进行较复杂手术

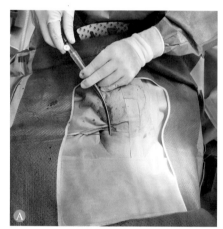
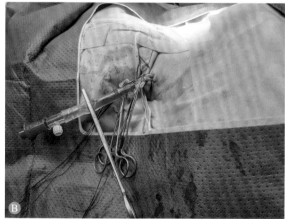
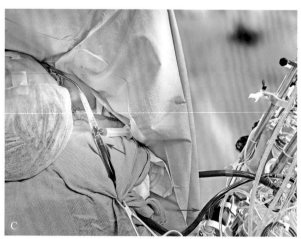

图 3-4-1 右颈内静脉插管行上腔静脉引流
A. 经皮穿刺右颈内静脉插管(箭头提示穿刺口);B. 固定上腔静脉引流管(箭头提示固定方式);
C. 上腔静脉引流管连接体外循环机(箭头提示上腔引流连接方式)。

者,如 Warden 手术;②术中需要切开右心房,行上、下腔静脉同时阻断,且无双级股静脉插管;③术前股静脉超声显示管腔偏细,评估插入的单级或双级股静脉管不能满足体外循环静脉引流量;④不能进行股静脉插管者,如下腔静脉梗阻、巴德 - 基亚里综合征(Budd-Chiari syndrome)等。

　　穿刺点定位:患者头偏向左侧,于环状软骨水平近胸锁乳突肌内缘处,触及颈内动脉搏动,在右颈内动脉搏动点向外旁 0.5cm 处为进针点,或者于环状软骨水平用血管超声帮助定位(图 3-4-2)。

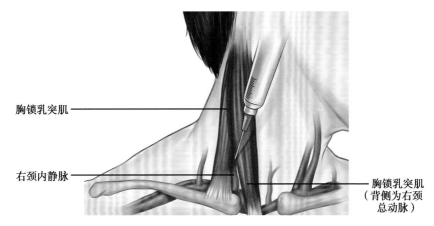

图 3-4-2　右颈内静脉解剖与穿刺定位

插管规格选择见表 3-4-1。

　　穿刺步骤:边回抽边进针,回抽见血后置入导丝,扩皮,置入导管,注入肝素盐水并夹闭导管尾端,缝扎固定。导管插入长度一般为 11~13cm。可利用经食管超声或术中探查调整导管头端置于右心房上腔静脉开口以上 2cm 处,且不影响上腔静脉阻断。

表 3-4-1　按体重选择颈内静脉插管规格

体重 /kg	右颈内静脉插管导管规格 /Fr
<40	14
40~70	16
>70	18

三、术中呼吸管理

　　进行微创心脏外科手术麻醉的重点在于对患者呼吸的管理,即在单肺通气满足操作术野要求的同时要避免缺氧和二氧化碳潴留。为了使外科医师有一个相对清晰的术野以便准确、迅速地完成手术,麻醉诱导后插入双腔气管导管或支气管封堵器进行肺隔离,术中使手术侧的肺塌陷,对侧肺行单肺通气,保证患者气体交换。单肺通气时可设置麻醉机参数:潮气量(tidal volume,TV)<6ml/kg;气道平台压力<30cmH$_2$O(1cmH$_2$O=0.098kPa);呼

吸频率 16~20 次 /min；吸呼比 1 : 1.5；呼气末正压通气（positive end expiratory pressure, PEEP）4~5cmH$_2$O。

开始进入右侧胸腔手术操作时，夹闭右侧气管导管，使右侧肺萎陷，左侧单肺通气。暴露主动脉后开始体外循环，体外循环达到正常流量时停止机械通气。心内主要操作完成之后，恢复体温、膨肺，调整体位排出左心系统气体，主动脉开放后，心脏恢复跳动，恢复呼吸机控制呼吸，并行左肺单侧通气。在关胸前恢复双肺通气，充分吸痰后，渐进性膨肺，避免术后右侧肺不张。手术操作结束后，将双腔管换成单腔气管导管。

微创心脏外科手术体外循环停止后，在单肺通气下关胸止血的过程中，如果发生严重的低氧血症以致影响循环稳定，可予术侧肺"半通气"（半夹闭支气管导管）。因此，为避免或缓解低氧血症的发生，在体外循环停机前，首先应使用纤维支气管镜检查双腔管的位置，并及时清理呼吸道分泌物（图 3-4-3），以确保体外循环后单肺通气的有效性，维持肺通气和氧合的稳定，必要时可进行间断双肺通气，尽量减少单肺通气的时间。

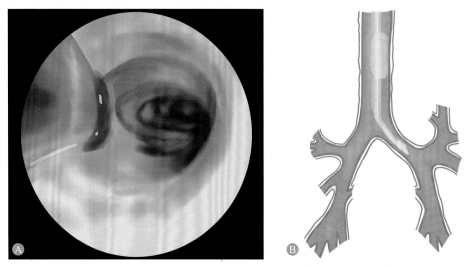

图 3-4-3　用纤维支气管镜检查双腔管的位置并清理呼吸道分泌物

A. 以气管隆突为标志，纤维支气管镜的视野内见蓝色支气管套囊位于左侧支气管内，并可见右肺叶支气管开口，检查右肺叶支气管是否被分泌物堵塞；B. 双腔气管插管示意。

由于心脏手术不累及支气管，为尽量保证左侧单肺通气效果，降低气道压，对于术前评估双腔支气管导管插管困难或气管支气管狭窄的病例，可使用支气管封堵器进行右肺隔离（图 3-4-4）。

肺保护策略可改善体外循环后单肺通气过程中的肺氧合，有效纠正低氧血症。具体的措施有：减少肺机械挤压或牵拉；减少体外循环肺损伤；术中左心引流减压、体外循环超滤，避免肺水肿；应用糖皮质激素、盐酸戊乙奎醚等肺保护药物；应用氨茶碱防治支气管痉挛；控制气道平台压 <30mmHg，减少机械通气性肺损伤；关胸前充分膨肺，避免肺不张等。另外，给予低潮气量（5~6ml/kg）辅助 PEEP（5cmH$_2$O）的通气方法，可预防肺水肿、改善氧合而缩短术后拔除气管导管的时间。但要注意的是，过度 PEEP 可降低心排血量而引

起血压下降,且长时间 PEEP 可能会引起二氧化碳弥散障碍,使二氧化碳分压($PaCO_2$)增高。因此,合理的单肺通气肺保护策略是在采取低潮气量通气的同时,保持气道平台压力低于 $30cmH_2O$。

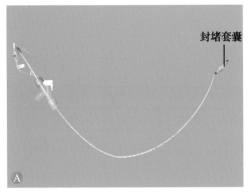
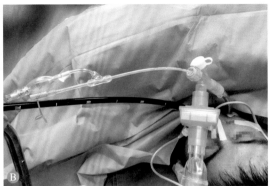
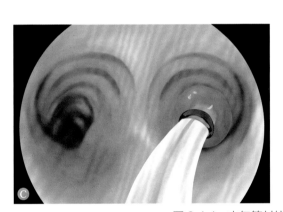
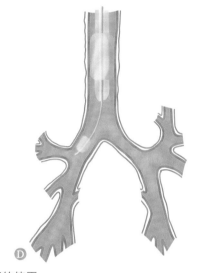

图 3-4-4　支气管封堵器的使用

A. 一次性支气管封堵器:由一个支气管封堵套囊和一个连接器组成;B. 连接器通过气管导管接口连接气管导管、通气接口连接呼吸机,纤维支气管镜端口为纤维支气管镜的插入处;C. 常规单腔气管导管插管后,连接气管导管、通气口;将封堵套囊朝向 12 点的位置,沿着气管插管置入,感受封堵器突破单腔导管后转向需封堵侧,继续前进至封堵器刻度约 30cm 处,最后在纤维支气管镜引导下调整封堵器位置,在直视下给封堵套囊充气;D. 支气管封堵器示意。

四、术中监测

全胸腔镜心脏外科手术的监测包括常规心电图、血压、脉搏血氧饱和度(SPO_2)、呼气末二氧化碳($ETCO_2$)、桡动脉穿刺监测有创动脉压、中心静脉压的监测等,还应强调体温监测及经食管超声心动图(transesophageal echocardiography,TEE)的监测(图 3-4-5)。

1. **体温监测**　主动脉阻断多在直肠温度降至 30℃ 左右时进行,主动脉阻断后行主动脉根部灌注心脏停搏液,使心电机械活动迅速停止,达到保护心肌的目的。心内主要操作完成后,开始复温,体外循环停机的条件之一是直肠温度恢复到35℃。

2. 经食管超声心动图监测　TEE可以明确、纠正和补充术前诊断,指导外周体外循环插管(判断股动、静脉插管深度及位置),评价手术效果,评估心脏功能,发现心肌缺血及指导排气等,详见第一章第四节经食管超声心动图的临床应用。

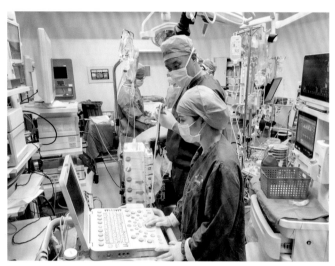

图 3-4-5　放置食管超声探头,进行食管超声心动图监测

五、超快通道麻醉在全胸腔镜心脏手术中的应用

超快通道麻醉是一种较新型的麻醉方法,在满足手术的同时根据手术方式制订最优麻醉方案。通过优化麻醉药物的选择,提高麻醉效果,控制麻醉深度,使患者手术后早期拔除气管内导管,缩短患者在重症监护室和病房的滞留时间,其目的在于加速康复、改善患者的预后和降低医疗费用,这与全胸腔镜心脏手术的目的是一致的。全胸腔镜下心脏手术具有创伤小、输血少、伤口感染发生率低、恢复更快等特点。快通道麻醉技术应用于心脏手术,还可减轻患者术中的炎症反应、应激反应,降低神经相关肽水平,保护心肌细胞,改善预后。其技术的关键是在麻醉实施过程中应用短效药物或减少长效药物的应用,在术后尽早拔除气管插管且能保持患者血流动力学的稳定。

在评估患者是否适合进行快通道心脏手术麻醉时,应综合考虑手术的复杂程度、体外循环时间、手术与麻醉的风险及患者的全身情况。合并脑血管疾病、有精神病病史、存在严重呼吸功能障碍及全身情况差的患者,均不能早期拔除气管插管。在全胸腔镜心脏手术完成之后,患者在手术室内或返回重症监护室2小时内,如果神志清醒、血流动力学稳定,即可拔管。麻醉药物应选用起效和代谢快的麻醉药,尽量少产生蓄积作用,且对肝肾功能影响较少,并能够使患者术中血流动力学指标维持在稳定的范围内,如选择阿片类药物中的瑞芬太尼,静脉麻醉药丙泊酚、吸入麻醉药七氟醚、肌肉松弛药顺阿曲库铵等维持麻醉。另外,肌肉松弛药罗库溴铵可通过舒更葡糖钠注射液拮抗,也是较好的选择。而在超快通道麻醉诱导中,仍建议使用芬太尼或舒芬太尼作为麻醉镇痛药以维持循环稳定,用量要遵循少量多次的原则,避免过量使用产生呼吸抑制导致术后拔管时间延长。同时应注意监测体温,低温也会使吸入麻醉药的排出及静脉麻醉药的代谢减慢,延长患者苏醒的时间。

(王　昊)

参 考 文 献

［1］ BARBERO C, MARCHETTO G, RICCI D, et al. Steps forward in minimally invasive cardiac surgery: 10-year experience [J]. Ann Thorac Surg, 2019, 108 (6): 1822-1829.

［2］ STAPLES J R, RAMSAY J G. Advances in anesthesia for cardiac surgery: an overview for the 1990s [J]. AACN Clin Issues, 1997, 8 (1): 41-49.

［3］ COLANGELO N, TORRACCA L, LAPENNA E, et al. Vacuum-assisted venous drainage in extrathoracic cardiopulmonary bypass management during minimally invasive cardiac surgery [J]. Perfusion, 2006, 21 (6): 361-365.

［4］ VALLABHAJOSYULA P, WALLEN T J, SOLOMETO L P, et al. Minimally invasive mitral valve surgery utilizing heart port technology [J]. J Card Surg, 2014, 29 (3): 343-348.

［5］ SIEGEL L C, GOAR F G S, STEVENS J H, et al. Monitoring considerations for port-access cardiac surgery [J]. Circulation, 1997, 96 (2): 562-568.

［6］ KIESSLING A H, KISKER P, MISKOVIC A, et al. Long-term follow-up of minimally invasive cardiac surgery using an endoaortic occlusion system [J]. Heart Surg Forum, 2014, 17 (2): E93-E97.

［7］ EFE S C, UNKUN T, IZCI S, et al. Thrombus Formation on the Tricuspid Valve After De Vega's Annuloplasty and Repair of Endocardial Cushion Defect [J]. J Cardiovasc ThoracRes, 2014, 6 (3): 203-204.

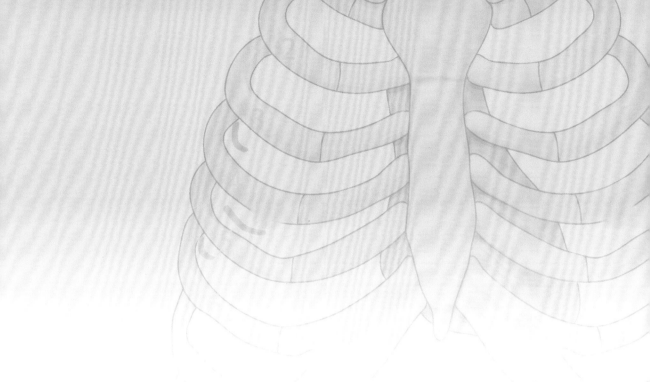

第四章

全胸腔镜心脏手术的体外循环技术

第一节　体外循环过程

全胸腔镜心脏手术体外循环过程和常规开胸心脏手术不同,随着以股动、静脉插管进行外周体外循环技术的逐步成熟,使切口更小、完全通过胸腔镜显露术野的微创心脏手术成为可能,外周体外循环的基本材料和中央体外循环的基本材料相似,但是也存在其特殊性。

一、装机

1. 耗材准备(图 4-1-1)

(1)膜肺:可完全密闭,最大能够承受 50mmHg 以上的负压。

(2)循环管道:考虑到术者的操作空间、术野清晰度及操作安全性,应该较中心体外循环管道长 20%,推荐上下腔静脉引流管道独立分开,左心引流管道和主动脉根部引流管道独立分开。

(3)主动脉根部灌注插针:选择 20~30cm 长、带固定耳的类型。

(4)左心引流管:外径 3~4mm。

(5)股动脉插管(16~22Fr):有效长度不短于 25cm,头端可进入降主动脉。

(6)股静脉插管(22~28Fr):单极,有效长度不短于 60cm,头端可进入右心房。

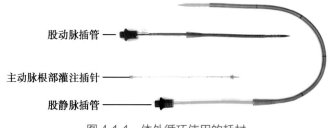

股动脉插管 ————

主动脉根部灌注插针 ————

股静脉插管 ————

图 4-1-1　体外循环使用的耗材

2. 过滤器、超滤器、灌注系统、上腔静脉直角插管(16Fr)等与中央体外循环无异。

3. 三大系统　即循环系统、灌注系统、超滤系统,连接测压管道、负压吸引管道、旁路管道、平面报警器,连接水箱、气源。

二、预充排气

预充晶体 1 500ml,视情况加用白蛋白(在排完气后加入)、肝素(50mg)、硫酸镁(10ml)、碳酸氢钠(50~250ml)、灌注液。连接动静脉、右心吸引管道、左心吸引管道、第三吸引管道、心肌保护液灌注管道、上腔静脉插管等管道,排气。夹闭旁路、超滤等管道,先停灌注泵,然后再停主泵,最后夹闭上、下腔静脉管道。

三、转流

剪管(关闭各旁路),调节泵头松紧,连接好股动、静脉插管后,开启主泵测试泵压,检查储血罐已密封。此时已经开始单肺通气,为避免血氧过低,同时让心脏空跳方便切开心包,可进行并行循环:松开静脉,打开负压(-40~-20mmHg),平面明显回升后,开启主泵,开启空氧混合(吸氧浓度 70%,气血比 0.5:1~0.8:1),视心脏引流及血压情况决定流量[50~80ml/(kg·min)或 2.4L/(体表面积·min)],可适当运用血管活性药,维持血压在 50~80mmHg,关注主泵泵压(应<200mmHg)。灌注系统混血,关闭灌注旁路,打开灌注出口,排气。缝合主动脉荷包时开始降温至 32℃,将 FiO_2 调至 40%。阻断主动脉后,灌注心肌停搏液 1 000~2 000ml,灌注流量 0.3L/(kg·min),压力 120~150mmHg。期间严密监测血气,维持激活全血凝固时间(activated clotting time,ACT)大于 480 秒。心内主要手术操作结束后开始复温。

四、停机

达到超滤量,血气分析结果符合要求后,依次拔除左心引流管、上腔静脉插管、主动脉根部灌注针等,待直肠温度恢复至 35℃(鼻咽温度 36℃),利用经食管超声心动检查评估手术效果及心脏功能后,夹闭静脉管,回输机血(视血压及心脏饱满情况决定回输血的速度)。或采用逐步减少静脉回流及流量的方法停机亦可。用鱼精蛋白中和肝素,拔除股动、静脉插管,残血回收至枸橼酸钠抗凝瓶或至血液回收机内。

体外循环操作基本流程见图 4-1-2。

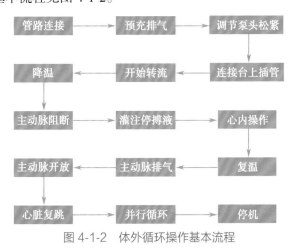

图 4-1-2　体外循环操作基本流程

第二节　插 管 方 式

全胸腔镜下心脏手术在临床的应用范围能够越来越广泛,其中一个基本要求就是微创建立体外循环路径的技术。股动、静脉插管建立外周体外循环是其发展的一个飞跃,目前大多数医院常规使用股动脉插管,股静脉置双极管或股静脉置单极管＋颈静脉置管引流的方法。本中心大多数采用上腔静脉引流,即采用胸腔镜下直接上腔静脉根部插管引流的方法,为外周＋中央体外循环的方式,其优势详见后述。由于每个患者的血管条件不同,存在不能置管的可能,这时需要考虑可供选择的插管方案。

一、动脉插管

随着人口老龄化和人们生活饮食习惯的改变,血管粥样硬化性心血管疾病的发生率越来越高。当遇到狭窄甚至闭塞的血管,或有附壁血栓的血管,在目标及其邻近的血管上禁忌行任何形式的插管。因此术前应尽可能完善血管彩色多普勒超声检查或全主动脉 CT 检查,明确有无动脉插管建立体外循环的禁忌证。

1. **股动脉置管**　暴露股动脉并直接置管是微创心脏外科手术的首选插管方式,我们一般采用腹股沟上 2cm 纵切口,通过切开的方式,采用经皮穿刺技术(Seldinger 穿刺术)置入导丝至降主动脉(图 4-2-1、图 4-2-2),同时通过经食管超声心动图(transesophageal echocardiography,TEE)检查进行位置确认。如遇到股动脉细小而患者体重过重时,可考虑采用双侧股动脉插管的方法保证体外循环的流量。在绝大多数情况下,将导丝放置在降主动脉的目的是保证动脉头端能够安全进入降主动脉,可以避免发生因股动脉痉挛导致的主泵压力升高、体外循环流量降低。

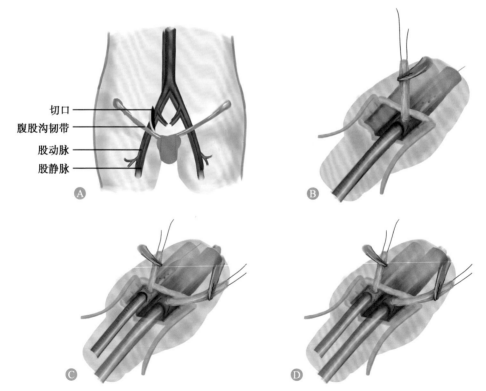

图 4-2-1　股动、静脉置管建立体外循环示意

A. 股动、静脉置管解剖;B. 股静脉穿刺置入导丝,沿导丝送入插管;

C. 股动脉穿刺置入导丝,沿导丝送入插管;D. 股动、静脉置管成功。

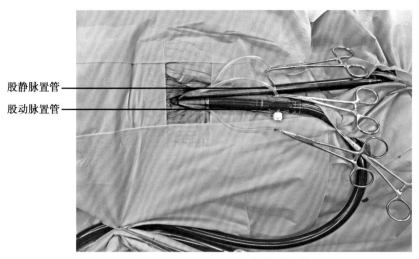

股静脉置管 ——
股动脉置管 ——

图 4-2-2 股动、静脉置管

这种置管方式具有方便、不影响手术视野、并发症少的优点。主要的并发症包括：逆行主动脉夹层、血栓、下肢缺血、感染、血肿、淋巴管损伤等，特别是肥胖的患者比较高发。在股动脉置管时应选择病变部位少的一侧进行置管，但如果存在腹主动脉狭窄甚至次全闭塞、腹主动脉附壁血栓等情况，股动脉置管的风险极高，这时应考虑选择其他置管途径（视频 7）。

视频 7 股动、静脉插管术

2. **腋动脉置管** 腋动脉置管是一个好的选择，是大血管手术中常用的插管方式。它具有提供前向血流，不影响手术视野等优点。但腋动脉置管一般需要额外的切口，而且腋动脉位置较深，周围解剖结构复杂，管腔细小不能满足组织灌注的要求，其并发症发生率较股动脉置管高，外科医师学习曲线长。但对于有经验的心外科医师，这是一个低风险的操作。

3. **升主动脉置管** 经升主动脉置管是传统胸骨正中开胸手术的常规插管方式。由于升主动脉的高压力负荷和并发症可能引起的灾难性后果，主动脉插管一般需要带垫片缝合两道荷包缝线以确保安全。但由于操作距离长、手术视野和操作空间有限，并且二维胸腔镜不能显示立体结构，全胸腔镜下荷包缝合并进行升主动脉置管是一件比较困难的事情。如采用传统的直接切开置入主动脉插管的方法，由于不能及时控制主动脉出血，血肿、夹层、置管失败等并发症的发生概率高。因此，我们采用穿刺置入导丝，然后经导丝引导置入主动脉插管的方式来规避不能及时控制主动脉出血所带来的并发症（图 4-2-3）。这种方法不会增加额外的切口，操作相对简单，并发症的发生概率相对小，是全胸腔镜心脏手术动脉置管的一种新的可选择入路。对于腹主动脉或股动脉有严重病变（如闭塞、狭窄及夹层等情况）时可以考虑使用该方法。

二、静脉插管

股静脉插管是首选的静脉置管方式，可能发生的并发症有下腔静脉穿孔和空气栓塞。单纯的仅切开右心房的手术，例如三尖瓣置换/成形术，使用管径较粗（28Fr）的股静脉插管，将开口置于距离下腔静脉心房开口下方 2~3cm,辅以适当负压引流,必要时可在冠状静脉窦内放置引流管,可以获得良好的三尖瓣术野(图 4-2-4)。

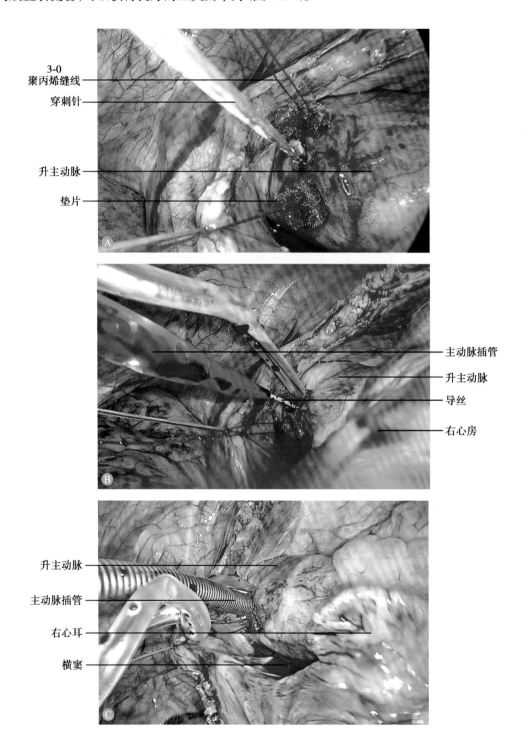

3-0
聚丙烯缝线
穿刺针

升主动脉

垫片

主动脉插管

升主动脉

导丝

右心房

升主动脉

主动脉插管

右心耳

横窦

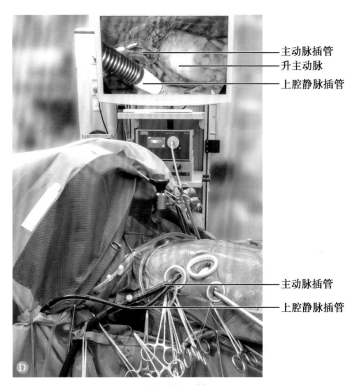

主动脉插管
升主动脉
上腔静脉插管

主动脉插管
上腔静脉插管

图 4-2-3　升主动脉置管
A. 主动脉荷包缝合,穿刺置入导丝;B. 导丝导引插入主动脉插管;
C. 主动脉插管置入后;D. 体外妥善固定管道。

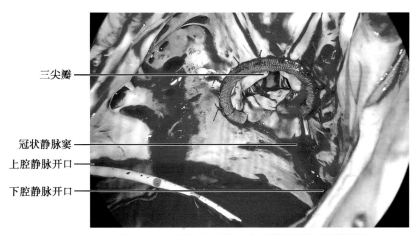

三尖瓣

冠状静脉窦
上腔静脉开口
下腔静脉开口

图 4-2-4　再次三尖瓣手术时单独股静脉插管引流

　　在需要切开左心房进行二尖瓣等手术时,经常使用的左心房拉钩会将房间隔中段前移,使用管腔不足够大的股静脉双极插管,由此同时引流上、下腔静脉血液,引流效果往往不佳,这不仅可能造成下腔静脉引流不畅导致体外循环流量过低及腹部脏器静脉压过高引起的功能障碍,甚至还会造成静脉血经由冠状静脉窦逆行灌注心脏,从而引起心肌损伤。因此通过上腔 / 颈内静脉插管,目前仍是常规推荐的上腔静脉引流方法。下面介绍几种上腔静脉置管的方法。不管使用哪一种静脉置管方法,负压辅助吸引装置都是必不可少的,以帮助克服回流阻力,增强引流效果。

1. **经颈内静脉置管**　经皮穿刺颈内静脉,置入导丝,置入引流管的方法可以分为两种,一是经右颈内静脉置入 16Fr 插管(图 4-2-5),二是经双侧颈内静脉置入 8Fr 血管鞘管。第一种方法引流效果较好且临床使用较多,能基本满足体外循环转机需求,但遇到肥胖患者往往不能有足够的引流,还会有颈静脉撕裂,引起血胸、血肿压迫气管等风险,故经皮穿刺置入粗管仍有一定风险,尤其对颈部短、粗的患者施行置管时,对麻醉医师的要求较高,具体操作详见第三章第四节。而且,该引流方向和静脉血生理流动方向相反,引流效果受到限制,颈部过大的穿刺孔留下的瘢痕也有碍于美观。

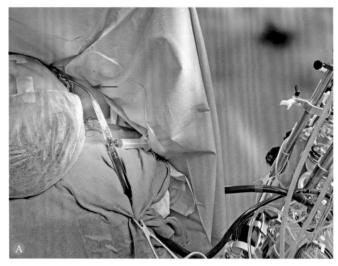

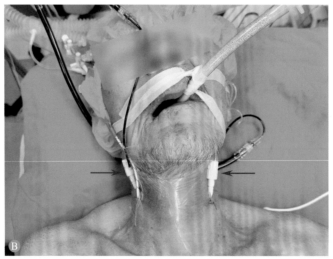

图 4-2-5　右颈内静脉及双侧颈内静脉置管
A. 右颈内静脉置入 16Fr 插管(箭头所指);
B. 经双侧颈内静脉置入 8Fr 血管鞘管(箭头所指)。

2. **直接上腔静脉置管**　在笔者所在中心,更多的是采用胸腔镜下直接上腔静脉置管。胸腔镜下行上腔静脉根部荷包缝合,切开静脉,置入 16Fr 直角上腔静脉引流管(图 4-2-6),通过胸腔镜辅助孔连接体外循环机,详见第二章。这种置管方式与传统开胸的置管方式一致,容易掌握,但需要一定的胸腔镜操作技巧。

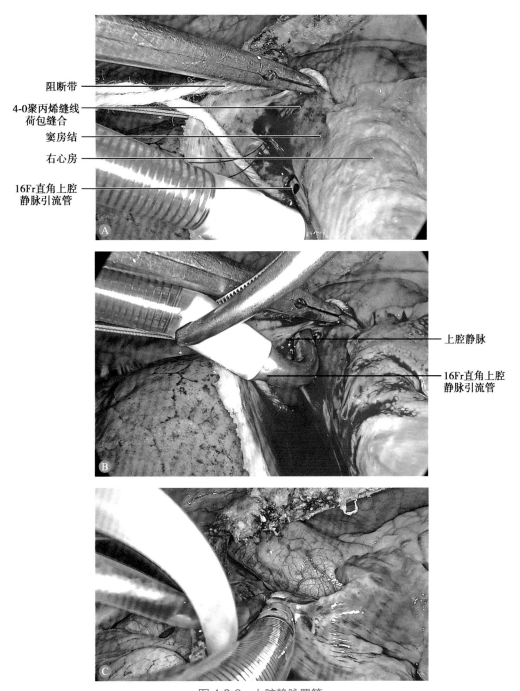

图 4-2-6　上腔静脉置管
A. 上腔静脉根部荷包缝合;B. 插管;C. 阻断上腔静脉。

3. 置入左心室引流管行上腔静脉引流　低年龄或轻体重患者,缝合上腔静脉存在狭窄风险,这时可考虑切开右心房,在直视下置入左心室引流管行上腔静脉引流(图 4-2-7)。

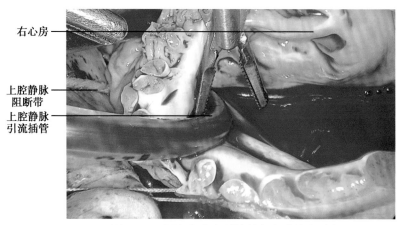

右心房

上腔静脉
阻断带

上腔静脉
引流插管

图 4-2-7　置入左心室引流管行上腔静脉引流

4. 当存在股静脉置管禁忌的情况(如腔静脉血栓或肿瘤、腔静脉滤器置入、股静脉狭窄等),需要考虑其他的置管方式,如腔镜下经下腔静脉直接置管。

三、主动脉根部灌注针

由于胸腔镜腔内操作的特点,主动脉根部灌注针的穿刺只能位于升主动脉右侧、右肺动脉下缘上方 1.5~2.0cm 处,以便使用 Chitwood 阻断钳经由横窦阻断升主动脉。通常仅需要带垫片 3-0 聚丙烯缝线做 2 针平行线缝合即可,固定时注意垫片必须压着穿刺针的"耳朵"处固定。在开放主动脉阻断后的后并行循环期间,灌注针可以连接体外循环的第三吸引管道进行主动脉根部的排气,以保持术野的清晰,此时要特别注意该回抽泵的流量,若流量太低势必造成排气效果不佳导致气体栓塞形成。在体外循环停机前必须在低流量、主动脉压力<50mmHg 的情况下迅速拔除灌注插针并打结(图 4-2-8)。

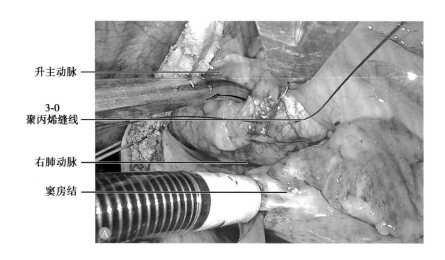

升主动脉

3-0
聚丙烯缝线

右肺动脉

窦房结

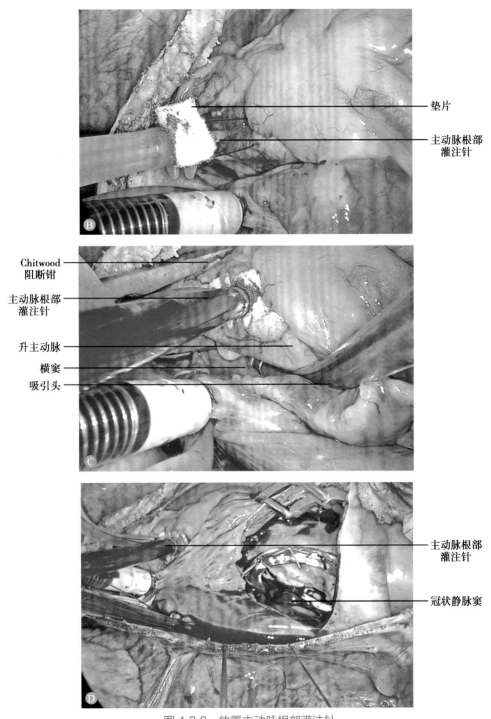

垫片

主动脉根部
灌注针

Chitwood
阻断钳

主动脉根部
灌注针

升主动脉

横窦

吸引头

主动脉根部
灌注针

冠状静脉窦

图 4-2-8　放置主动脉根部灌注针

A. 主动脉根部荷包缝合；B. 灌注针穿刺；C. 阻断升主动脉；
D. 后并行循环期间通过灌注针回抽进行主动脉根部排气。

四、左心房／室引流

在进行左心手术时,由于肺血管的交通循环,仍会有血液经由肺静脉进入左心房,从而影响术野显露,笔者中心采用的方法是通过一条固定于切口后缘靠近右上肺静脉的左心引流管进行引流,引流管内径 2mm,其尖端有 2~3cm 的侧孔,尖端放入左下肺静脉,最上方侧孔接近心房水平,配合适当的泵流量即可达到满意的引流效果(图 4-2-9)。缝闭左心房切口前可以经二尖瓣口将该引流管放入左心室,并行循环期间有辅助排气、减小左心室负荷的作用。在拔除灌注针前,减小膜肺静脉回流量并膨肺,拔除左心引流管,打结后再进行左心房切口的第二层缝合。

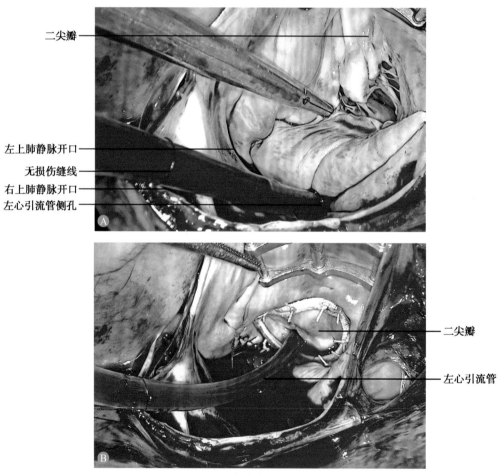

图 4-2-9 左心房／室引流
A. 左心引流管安置方法;B. 将左心引流管放入左心室。

第三节　体外循环管理要点

一、负压辅助静脉引流

负压辅助静脉引流（vacuum-assisted venous drainage，VAVD）是体外循环过程中被广泛应用的一种技术，已经证明自然虹吸引流的流量有限，而 VAVD 可增加静脉回流。这种技术有助于减少血液稀释和选择插管的大小，可以降低储血罐和手术台的高度，从而显著缩短体外循环管道的长度，其优势是管道更短、更小，预充量更少。

在微创心脏手术中，外科医师通过小切口进行外科手术。在此过程中，VAVD 在维持足够血流量的同时降低静脉插管口径的作用变得越来越重要。VAVD 已经成为微创心脏手术能够顺利进行的基本条件。一些文献研究评估不同大小、不同部位插管（下腔静脉而非右心房），以及不同负压对血流量的影响，结果表明，插管位置对血流量的影响更大，而各种不同种类的插管在相同直径下，性能可能因其设计和流体动力学而不同，所产生的血流量会有不同，但并不起决定性作用，在虹吸重力引流和负压支持下均能获得好的流量。

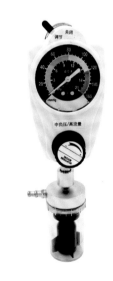

VAVD 的适应证和使用方法并不统一，在不同的心脏中心，VAVD 的使用方法根据各中心自身的经验而有所不同。为了规范临床实践，有研究试图确定负压对静脉引流的影响，从而动态观察体外循环血流变化情况。笔者中心采用精密负压阀来进行精细调节，一般负压不超过 –40mmHg 均能有良好的引流作用（图 4-3-1）。

图 4-3-1　精密负压阀
（注意压力单位）

负压应用是一种广泛应用于临床的技术，具体连接方式见图 4-3-20，但其风险也不可低估，必须采用 VAVD 监测系统（图 4-3-3）避免压力压迫储血罐，过大的负压压力会破坏红细胞，产生气体微栓塞，在极端情况下，甚至会损坏储血罐结构。目前市场上的储血罐几乎都预装有超压和防内爆阀。

二、阻断主动脉及心肌保护

一种阻断主动脉的方式为通过辅助孔置入主动脉阻断钳，一般由心包横窦进入，确认阻断钳超过主动脉后予阻断。需要注意这种方式存在钳夹损伤左心耳和左心房顶的可能。在阻断时将吸引器置入心包横窦帮助暴露，同时要求心脏处于"空跳"状态是有效的预防方法。如有部分左心房顶被摩擦损伤，可用止血纱填塞，鱼精蛋白中和肝素后一般能自行止血，切不可盲目进行缝合修补，除非能明确找到活动出血点。另一种阻断主动脉的方式为分离主动脉和右肺动脉间隙，至看到对侧心包为止，然后经此分离间隙置入主动脉阻断钳。选择此处阻断,可减少损伤左心耳和左心房顶的风险,但要求医师具有丰富的胸腔镜操作经验,熟悉胸腔镜下的分离操作,否则存在损伤肺动脉或主动脉的风险。

心肌保护液的使用可以和常规开胸的一样。笔者中心采用主动脉根部插针顺行灌 Del-Nido 冷血心脏停搏液(复方电解质注射液 500ml:10% 氯化钾 10ml+25% 硫酸镁 4ml+5% 碳酸氢钠 11ml+2% 利多卡因 3.25ml+20% 甘露醇 8.15ml),每 80~90 分钟间断灌注,临床效果好。对于高难度、时间长的手术,亦可选择组氨酸 - 色氨酸 - 酮戊二酸酯溶液(histidine-tryptophan-ketoglutarate solution,HTK)进行灌注,但因心脏不能进行降温,仍存在心肌保护差的风险。对于经主动脉根部顺行灌注效果不好的情况,可以考虑切开右心房后经冠状静脉窦进行逆行灌注(图 4-3-4)。

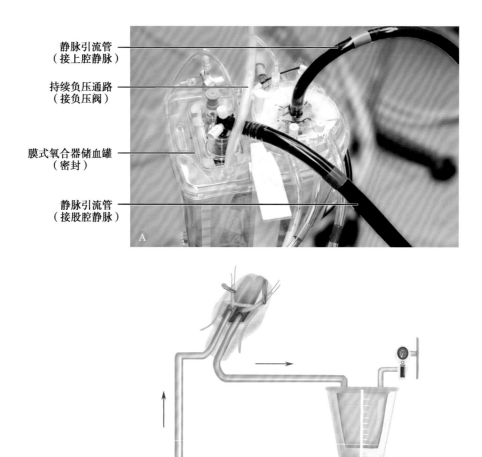

图 4-3-2 负压辅助静脉引流
A. 膜式氧合器负压接口;B. 负压辅助静脉引流系统示意。

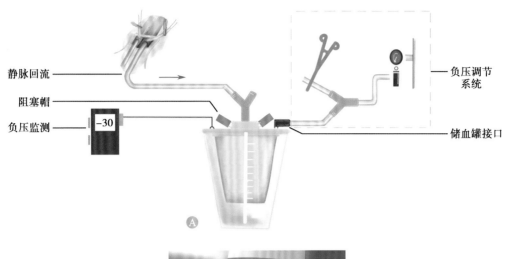

静脉回流

阻塞帽

负压监测　　−30

负压调节
系统

储血罐接口

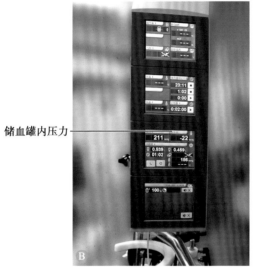

储血罐内压力

图 4-3-3　负压辅助静脉引流监测系统
A. 负压辅助静脉引流监测系统示意；B. 膜肺内部负压值监测。

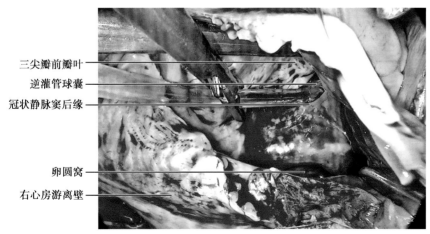

三尖瓣前瓣叶

逆灌管球囊

冠状静脉窦后缘

卵圆窝

右心房游离壁

图 4-3-4　经冠状静脉窦进行逆行灌注

目前在胸腔镜下再次心脏手术的数量逐渐增加,胸腔镜下分离主动脉黏连较困难,出血风险较大,此时也可考虑在体外循环辅助下心脏不停搏完成手术,控制心率至 30~40 次 /min,同时使用二氧化碳预充胸腔,减少气栓形成的并发症。心脏不停搏下手术对主刀医师的胸腔镜技术要求较高。市场上有主动脉内球囊阻断和灌注系统可供选择(图 4-3-5),需要使用特殊的动脉插管和主动脉内球囊。使用此装置需监测双侧桡动脉有创血压及特殊的双极股动脉置管。常规置管开始体外循环,在超声引导下将主动脉阻断及灌注装置置入升主动脉。球囊位置不可过高,需监测双侧桡动脉血压是否一致,也不可过低至挡住冠状动脉开口,需超声时刻监视。位置固定好后,经装置内快速注射腺苷,使心脏短暂停跳,打胀球囊,此时一定要注意用力拉住球囊,否则会因股动脉逆向血流的冲击使球囊移位,注意监视心脏超声心动图和双侧桡动脉血压的变化情况。完全阻断主动脉后再开始灌注心脏停搏液。

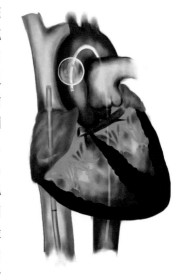

图 4-3-5　主动脉内球囊阻断和灌注系统示意

三、抗纤维蛋白溶解

血液凝固过程中形成的纤维蛋白被分解液化的过程,叫纤维蛋白溶解。在正常情况下,血液中抗纤溶酶的含量高于纤溶酶的含量,纤溶酶不易发挥作用。但在血管受损出现血凝块或血栓后,由于纤维蛋白能吸附纤溶酶原和激活物而不吸附抑制物,因此纤溶酶得以大量形成并发挥作用,使血凝块或血栓发生溶解液化。纤溶酶原活性异常增强,即称为纤溶亢进。

虽然胰蛋白酶抑制剂注射剂是效果最好的抗纤溶药物,但也具有明显的副作用,可引起过敏、休克、心悸、胸闷、呼吸困难、发热、呕吐等,国内外检测和研究资料表明,对于部分患者使用该药的风险大于利益,我国已暂停胰蛋白酶抑制剂注射剂的使用。

目前临床上应用广泛的抗纤溶药物是氨甲环酸。氨甲环酸除了能可逆地结合纤溶酶原上的赖氨酸结合位点抑制纤溶酶原转变为纤溶酶外,也能通过阻止纤溶酶诱发的血小板激活而减少出血。在进行体外循环前预防性应用氨甲环酸能有效减少心脏手术患者围手术期出血和异体血的需要量,减少术后并发症和改善预后。氨甲环酸的不良反应比较少见,主要有恶心、腹泻,偶见有强直反应。临床应用尚未发现氨甲环酸会增加血栓形成,其不良反应和造成的终末器官损害的风险比胰蛋白酶抑制剂低。

笔者中心常规使用氨甲环酸,具体用法是在体外循环前应用 1 000mg,20 分钟泵入,快速泵注过程中注意监测血压,然后以每小时 500mg 维持,直到体外循环结束。

(钟执文　廖胜杰　林益明)

参 考 文 献

［1］ RAMCHANDANI M, AL JABBARI O, ABU SALEH W K, et al. Cannulation strategies and pitfalls in minimally invasive cardiac surgery [J]. Methodist Debakey Cardiovasc J, 2016, 12 (1): 10-13.

［2］ MOSCHOVAS A, AMORIM P A, NOLD M, et al. Percutaneous cannulation for cardiopulmonary bypass in minimally invasive surgery is associated with reduced groin complications [J]. Interact Cardiovasc Thorac Surg, 2017, 25 (3): 377-383.

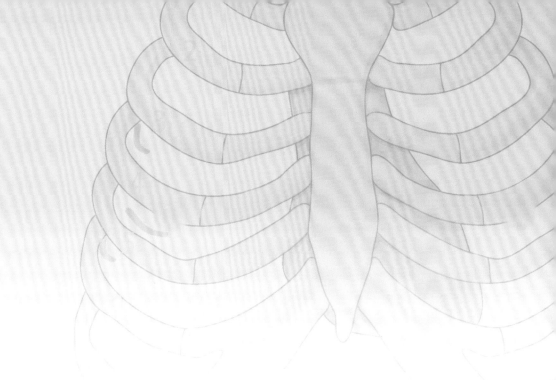

第五章

全胸腔镜左心瓣膜修复术和人工瓣膜置换术

第一节　二尖瓣修复术

一、二尖瓣关闭不全

二尖瓣关闭不全(mitral regurgitation,MR)是最常见的心脏瓣膜病之一,可分为原发性和继发性,原发性 MR 是由二尖瓣复合体病变所致,病因包括二尖瓣脱垂(瓣膜退行性变、黏液性变)、风湿性心脏病、感染性心内膜炎、外伤等。继发性 MR 则继发于冠心病或心肌疾病。

二尖瓣修复是心脏瓣膜外科重要的临床手术,此项技术因其具有可以完整保留心脏瓣膜的自然结构并达到最好的心脏功能储备的特点,表现出患者群体手术风险低,近、远期不良事件少,生活质量好的优势,成为二尖瓣瓣膜病外科治疗方式的最佳选择。

心脏二尖瓣瓣膜结构主要包括二尖瓣瓣环、二尖瓣瓣叶、二尖瓣瓣下腱索和乳头肌,以及左心房和左心室(图 5-1-1)。二尖瓣结构的完整性直接影响心脏收缩的序列性和左心室壁的几何状态,从而影响心脏血流动力学状态。二尖瓣修复技术因为保留了二尖瓣结构的完整性,从而更有益于患者治疗后近、远期心功能的保护和改善。

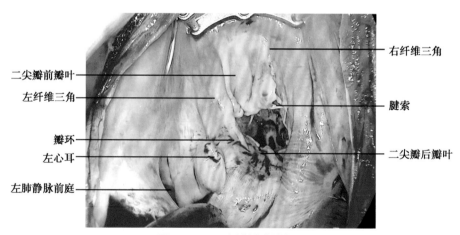

图 5-1-1　二尖瓣瓣膜结构

2014 年及 2017 年美国心脏学会 / 美国心脏病协会(American Heart Association/American College of Cardiology,AHA/ACC)心脏瓣膜病治疗指南指出,在考虑手术时机时应该考虑患者心脏瓣膜病程度分期(表 5-1-1)。

(一) 原发性及继发性二尖瓣关闭不全的分级

根据 2014 年及 2017 年 AHA/ACC 心脏瓣膜病治疗指南,将原发性及继发性 MR 病变进展的解剖学定义、超声心动图血流动力学相关特征及其影响、临床症状等情况予以综合,对原发性及继发性 MR 进行分级(表 5-1-2、表 5-1-3)。

表 5-1-1　心脏瓣膜病程度分期

分期 / 期	定义	描述
A	风险期	具备发生心脏瓣膜病变的风险因素
B	进展期	心脏瓣膜病表现为进展性（包括无症状的轻、中度瓣膜病变在内的瓣膜病变程度进展或心脏病理解剖及病理生理进展）
C	无症状重度病变期	无临床症状的重度心脏瓣膜病变 C1 期：左、右心室代偿期 C2 期：左、右心室失代偿期
D	有症状重度病变期	心脏重度瓣膜病变伴有明确的临床症状

表 5-1-2　原发性二尖瓣关闭不全（MR）分级

级别 / 级	定义	瓣膜解剖	瓣膜血流动力学	心脏改变	症状
A	有危险因素	轻度二尖瓣脱垂,瓣叶对合正常,轻度瓣叶增厚和活动受限	无二尖瓣关闭不全或小面积的中心性关闭不全（<20% 左心房面积）	无	无
B	进展期 MR	严重二尖瓣脱垂,瓣叶对合正常,风湿性瓣叶改变,瓣叶活动受限,对合面积减少感染性心内膜炎	中心性反流面积占左心房面积的 20%~40% 或诱发偏心性反流 缩流颈<0.7cm 反流容积<60ml 反流分数<50% 有效反流口面积<0.4cm² 造影分级 1~2+	轻度左心房扩大,无左心室扩大,肺动脉压力正常	无
C	无症状重度 MR	严重二尖瓣脱垂,对合面积明显减少或连枷瓣叶,风湿性瓣叶改变,瓣叶活动受限,对合面积减少感染性心内膜炎放射性心脏病合并瓣叶增厚	中心性反流面积超过左心房面积的 40% 或全收缩期偏心性反流 缩流颈 ≥0.7cm 反流容积 ≥60ml 反流分数 ≥50% 有效反流口面积 ≥0.4cm² 造影分级 3~4+	中重度左心房扩大,左心室扩大,休息时或活动时肺动脉高压； C1 级 LVEF>0.60; C2 级 LVEF ≤0.60 LVESD ≥40mm	无
D	有症状重度 MR	严重二尖瓣脱垂,对合面积明显减少或连枷瓣叶,风湿性瓣叶改变,瓣叶活动受限,对合面积减少感染性心内膜炎放射性心脏病合并瓣叶增厚	中心性反流面积>40% 左心房面积或收缩期偏心性反流 缩流颈 ≥0.7cm 反流容积 ≥60ml 反流分数 ≥50% 有效反流口面积 ≥0.4cm² 造影分级 3~4+	中重度左心房扩大,左心室扩大,肺动脉高压	活动耐量降低,劳力性呼吸困难

注:LVEF,左心室收缩分数;LVESD,左心室收缩末内径。

表 5-1-3　继发性二尖瓣关闭不全(MR)分级

级别 / 级	定义	瓣膜解剖	瓣膜血流动力学	心脏改变	症状
A	有MR风险	合并冠心病或心肌病的患者二尖瓣瓣叶、腱索和瓣环均正常	无关闭不全或小面积的中心性关闭不全(<20%左心房面积)	左心室大小正常或轻度增大,可合并梗死区或过渡缺血区运动异常	由于冠状动脉缺血引起的症状,或存在心力衰竭症状,对血管重建和适当的药物治疗有反应
B	进展期MR	部分心肌区运动异常合并二尖瓣瓣叶轻度脱垂,瓣环扩大,瓣叶中心部对合不良	有效反流口面积<0.4cm²反流容积<60ml反流分数<50%	部分心肌区运动异常合并左心室收缩功能减退,由于原发性心肌病导致左心室扩大、收缩功能异常	由于冠状动脉缺血引起的症状,或存在心力衰竭症状,对血管重建和适当的药物治疗有反应
C	无症状期重度MR	部分心肌区运动异常和 / 或左心室扩大合并二尖瓣瓣叶重度脱垂,瓣环扩大,瓣叶中心部重度对合不良	有效反流口面积≥0.4cm²反流容积≥60ml反流分数≥50%	部分心肌区运动异常合并左心室收缩功能减退。由于原发性心肌病导致左心室扩大、收缩功能异常	由于冠状动脉缺血引起的症状,或存在心力衰竭症状,对血管重建和适当的药物治疗有反应
D	有症状期重度MR	部分心肌区运动异常和 / 或左心室扩大合并二尖瓣瓣叶重度脱垂,瓣环扩大,瓣叶中心部重度对合不良	有效反流口面积≥0.4cm²反流容积≥60ml反流分数≥50%	部分心肌区运动异常合并左心室收缩功能减退。由于原发性心肌病导致左心室扩大、收缩功能异常	由于持续MR,出现心力衰竭症状,甚至在血管重建和适当药物治疗后仍出现心力衰竭症状。运动耐量下降,劳累性呼吸困难

(二)二尖瓣关闭不全的外科手术适应证和禁忌证

1. **手术适应证**　我们认为,不合并冠心病的二尖瓣关闭不全、可常规行开胸手术的病例,除存在严重的呼吸系统疾病、胸廓畸形、大血管病变等情况,均可考虑在胸腔镜下施行手术。对于合并单支冠状动脉病变的患者,则可考虑施行经皮冠状动脉介入治疗 + 胸腔镜二尖瓣成形术的复合微创手术治疗方法(图 5-1-2)。

2. **手术禁忌证**

(1)左心室明显扩大,心肌变厚,左心室射血分数<30%,手术风险极大,应慎重考虑手术。

(2)并发有重要脏器严重损害,不能耐受体外循环手术。

(3)心源性恶病质,不能耐受手术。

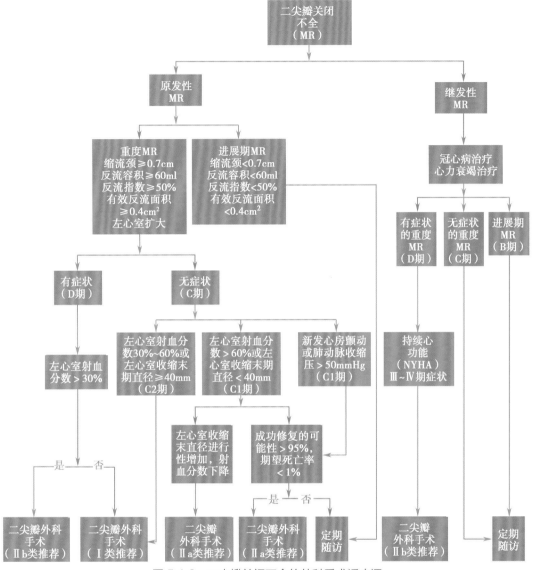

图 5-1-2　二尖瓣关闭不全的外科手术适应证

（4）感染性心内膜炎,一般在感染得到控制后再考虑手术,经积极抗感染治疗仍无法控制感染时也可以尽早行手术治疗。

（5）并发脑梗死者如不存在心源性栓子脱落可考虑 3 个月后患者恢复后再进行手术;若有巨大的或不稳定的心源性栓子则应考虑尽早手术。

（6）具有胸腔镜心脏手术禁忌证者,详见第一章第一节全胸腔镜心脏外科手术的基本原则。

（三）二尖瓣修复手术技术

1. 术前准备和入路

（1）经左侧桡动脉穿刺监测血压,穿刺右颈内静脉置入腔静脉导管监测中心静脉压。麻醉后插入双腔气管插管,用纤维支气管镜确定位置后固定。放置食管超声探头,在胸壁贴除颤电极板。右侧胸部抬高30°,右上肢半垂固定体位,左肺单肺通气后,在右侧胸壁打3个孔(1~2cm),安置保护套,详见第二章第二节胸腔镜下操作技巧。切口一般按三角形分布,位置的选择尚可根据患者的体型、手术要求及术者习惯作相应调整(图5-1-3)。若术前考虑为单纯瓣环扩大只需做二尖瓣瓣环成形术者,也可通过右心房房间隔切口入路行二尖瓣暴露,但由于此方法存在以下问题:①需阻断上、下腔静脉;②放置专用心房拉钩困难;③瓣下结构显露欠佳(图5-1-4),因此笔者中心多采用主操作孔在锁骨中线外的左心房切口入路,使用心房拉钩暴露二尖瓣,辅以二尖瓣牵开器暴露瓣下附属结构,这样显露二尖瓣的效果更佳(图5-1-5)。

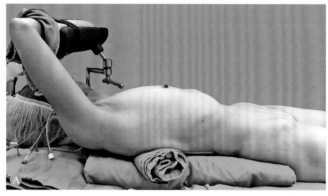

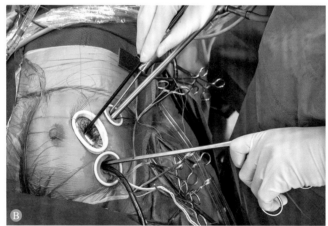

图 5-1-3　全胸腔镜二尖瓣修复术的体位和切口
A. 右侧胸部抬高30°,右上肢半垂固定体位;B. 右胸壁第一孔为
主操作孔,第二孔为辅助孔,第三孔为腔镜孔。

(2)体外循环及心脏停搏液灌注:采用股动、静脉插管建立体外循环。静脉插管可采用多种方式,包括股静脉+上腔静脉插管、单独的股静脉插管、股静脉+颈内静脉插管、经右心房下腔静脉+上腔静脉插管等。股动脉插管置于腹主动脉远端或髂动脉,在心肺转流下切开心包,主动脉根部置心脏停搏液灌注管,阻断主动脉。心脏停搏液通常顺行灌注(图5-1-6),而逆行灌注的方法需经右心房切口,将逆行灌注管插入冠状静脉窦灌注心脏停搏液。

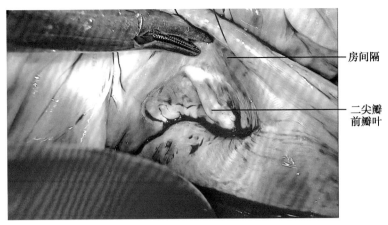

图 5-1-4　采用经右心房房间隔切口入路暴露二尖瓣

房间隔

二尖瓣
前瓣叶

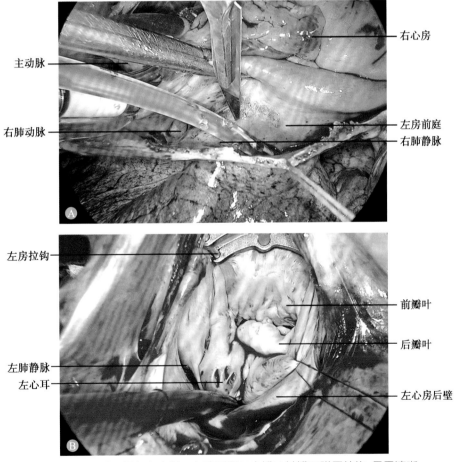

右心房

主动脉

右肺动脉

左房前庭
右肺静脉

左房拉钩

前瓣叶

后瓣叶

左肺静脉
左心耳

左心房后壁

图 5-1-5　采用经左心房切口入路暴露二尖瓣及其瓣下附属结构,暴露清晰
A. 左心房切口;B. 暴露二尖瓣情况。

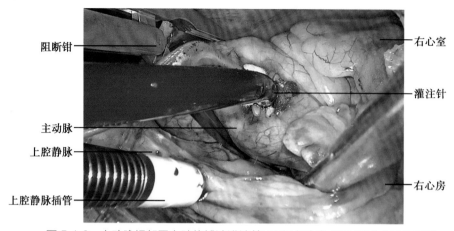

图 5-1-6　主动脉根部置心脏停搏液灌注管,阻断主动脉,顺行灌注心脏停搏液

（3）二尖瓣修复术

1）二尖瓣瓣环修复术　由于二尖瓣前瓣环附着于心脏纤维支架上,因此通常瓣环的扩张只发生在后瓣环。用人工瓣环进行瓣环修复术可以起到矫正瓣环扩张、增加瓣叶对合,预防瓣环进一步扩张的作用。人工瓣环的形状有圆形、马蹄形和 C 形等,有硬质的,也有弹性的,可根据需要进行选择（图 5-1-7）。安置人工瓣环时,首先用瓣环测量器,测量二尖瓣两个纤维三角之间的距离及前瓣大小,根据测量的结果,选择适当尺寸的人工瓣环（图 5-1-8）。人工瓣环的型号一般为 26~38mm。预置瓣环缝线时应确实缝到瓣环上并需要有一定的深度,但同时应注意防止损伤到左冠状动脉回旋支及邻近前瓣环的主动脉瓣。二尖瓣环上一般预置 10~16 对缝线,均匀穿过人工瓣环,前瓣环位置一般与前瓣环缝线 1:1 等距不做缩窄,后瓣环穿过人工瓣环上的两针间距应比后瓣环上预置的缝线距离窄,这样收紧缝线和结扎时即可达到环缩后瓣环的作用。缝合的顺序是由 C2（3 点位置）开始逆时针置线,一直到 P1~P2 对应瓣环（7 点位置）,然后再由 C2 顺时针置线（图 5-1-9）。人工瓣环成形术是笔者中心目前使用比例最高的二尖瓣成形方式,置入率达 100%。考虑到操作的便利性,以全硬环或软环 + 硬环的全环为主（如 Eaward Physio、Medtronic CG Future、Sorin3D 人工瓣环）。半环及软环可以在房室通道病例时考虑使用（视频 8）。

视频 8　全胸腔镜二尖瓣修复术（巴洛综合征）

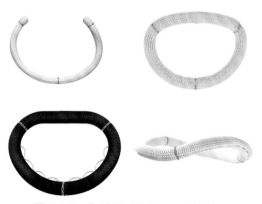

图 5-1-7　各种类型的人工二尖瓣瓣环

　　2)交界区缝合：可根据二尖瓣关闭不全的部位，缝合一个或两个交界区。在交界区作褥式缝合时，跨入后瓣叶侧瓣环的距离应宽于前瓣叶侧。这一方法主要用于矫正交界区局部的反流。

　　3)瓣叶加宽：二尖瓣瓣叶挛缩、卷曲或发育不良，以致瓣叶关闭时对合高度不够，尽管使用人工瓣环修复，瓣叶仍对合不良，此时则要考虑行瓣叶加宽。对合不良可发生在前瓣叶或后瓣叶，一般以前瓣叶较为常见。可采用戊二醛处理的自体心包或牛心包补片来扩大瓣叶面积，补片大小应根据瓣叶缩小程度决定。自体心包采集后剔除表面脂肪组织，用 0.5% 的戊二醛固定备用；也可以剪裁商品化的牛心包片备用。在距瓣环 2mm 处切开瓣叶，通过连续锁边缝合将补片固定于瓣叶和瓣环之间（图 5-1-10）。

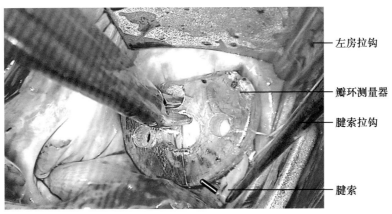

　　　　　　　　　　　　　　　　　　　　　— 左房拉钩

　　　　　　　　　　　　　　　　　　　　　— 瓣环测量器
　　　　　　　　　　　　　　　　　　　　　— 腱索拉钩

　　　　　　　　　　　　　　　　　　　　　— 腱索

图 5-1-8　测量二尖瓣前瓣叶及瓣环大小，选择适当尺寸的人工瓣环

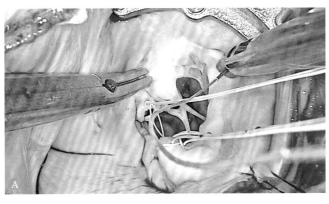

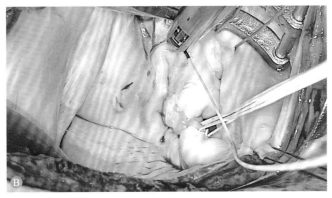

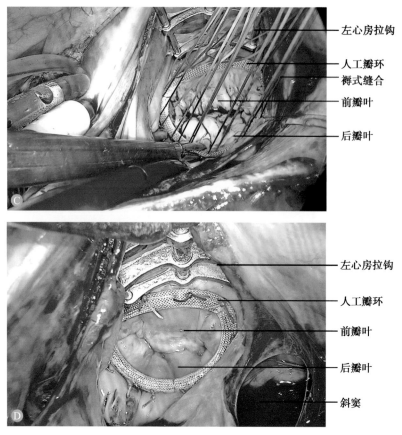

左心房拉钩
人工瓣环
褥式缝合
前瓣叶
后瓣叶

左心房拉钩
人工瓣环
前瓣叶
后瓣叶
斜窦

图 5-1-9　缝线及人工二尖瓣瓣环置入
A. 人工腱索置入；B. 二尖瓣瓣环间断置线；
C. 置入人工瓣环；D. 打水试验检查修复效果。

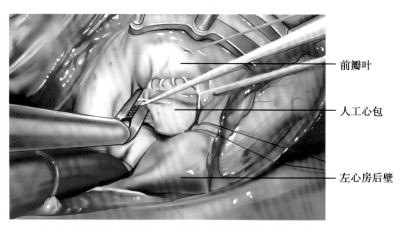

前瓣叶
人工心包
左心房后壁

图 5-1-10　二尖瓣前瓣叶用商品化的牛心包片予以加宽

4）二尖瓣瓣叶部分切除：二尖瓣后瓣叶脱垂特别是局部瓣叶增厚、硬化导致对合不良时，可采用矩形切除的方法来处理，将后瓣叶腱索延长或断裂的部分矩形切除，用带垫片针褥式缝缩该处瓣环，缝线要缝至坚固的瓣环组织，打结后瓣叶两侧切缘不应有任何张力。再以 5-0 或 6-0 聚丙烯线间断或连续缝闭后瓣叶两切缘。该方法缝合较多,在二维视野下可能存在误差,且由于切除瓣叶一旦失误较难补救,故在全胸腔镜下不做过多推荐,多用于瓣叶局部明显增厚、钙化者。另外,对于后瓣叶高度过高,若采用"Sliding 技术"连续缝合困难时,可以考虑切除瓣叶过长的游离缘及瓣下腱索,然后再置入人工腱索的方法[详见 5) 人工腱索置入术部分](图 5-1-11)。

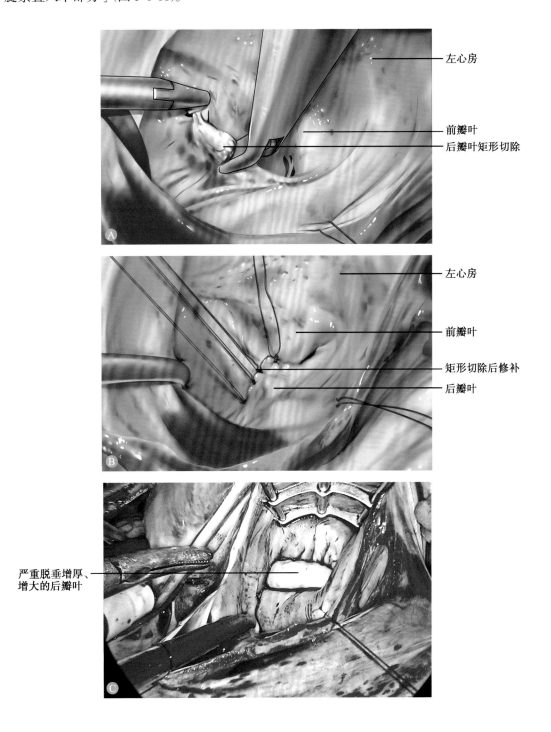

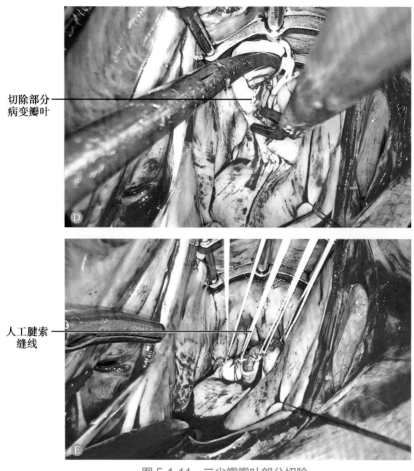

切除部分
病变瓣叶

人工腱索
缝线

图 5-1-11　二尖瓣瓣叶部分切除

A. 矩形切除二尖瓣后瓣叶脱垂的部分；B. 间断缝合后瓣叶两切缘；C. 严重脱垂、
增厚、增大明显的后瓣叶；D. 考虑切除冗余的后瓣叶；E. 置入人工腱索。

5）人工腱索置入术：对腱索延长或断裂造成二尖瓣脱垂致反流者（图 5-1-12），可首选人工腱索置入术进行修复，对于较大的后瓣叶，"Sliding 技术"在完全胸腔镜下操作比较繁琐，因此也可以考虑使用腱索缩短后瓣叶，避免 SAM 征的发生。

通常选用 4-0/5-0 GORE-TEX 缝线作为人工腱索。先将人工腱索分别固定于乳头肌及瓣叶边缘。远端固定人工腱索的乳头肌的选择则根据腱索断裂及瓣叶脱垂的部位来决定，原则上以病变腱索连接的乳头肌为首选，若乳头肌细小、断裂或显露不佳，可考虑最邻近的乳头肌甚至是左心室壁。然后将人工腱索分别固定在病变瓣叶的边缘。可根据术前 TEE 的测量结果、术中参照腱索实际长度或注水试验（左心室注水，通过瓣膜对合线确定腱索长度）来确定人工腱索的长度，这几种方法各有优缺点。

笔者中心主要用两种方法来重建人工腱索。一是对于较局限范围脱垂的瓣叶，使用"点对点"单根置入人工腱索来处理较简单的瓣叶病变。其要点是先使用带垫片的 GORE-TEX 缝线在乳头肌上行 U 字固定，对应瓣叶上使用活结的方法增加阻力固定置入的人工腱索，以调整人工腱索长短并行临时固定（图 5-1-13、视频 9）。待人工瓣环置入后，进行注水试验，通过调整人工腱索长度,矫正瓣叶脱垂及瓣膜对合错位,满意后打 15 个方结,该方法相对简单,不需要制作环形人工腱索(Loop),避免了二维视野测量腱索长度困难的问题,可以个体化地调整每根腱索的精确长度。二是采用改良环形人工腱索(Loop to Loop)技术,将前者和 Loop 技术

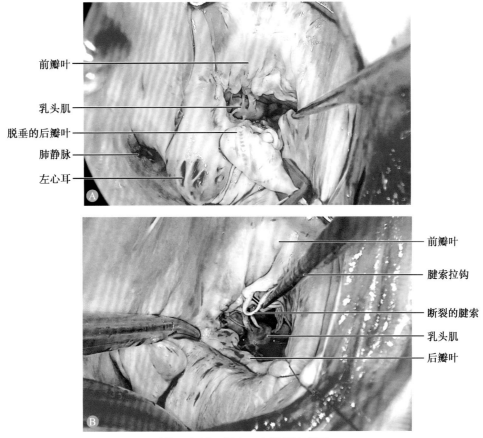

前瓣叶

乳头肌

脱垂的后瓣叶

肺静脉

左心耳

前瓣叶

腱索拉钩

断裂的腱索

乳头肌

后瓣叶

图 5-1-12　探查二尖瓣反流原因
A. 二尖瓣后瓣叶腱索断裂;B. 二尖瓣前瓣叶腱索延长。

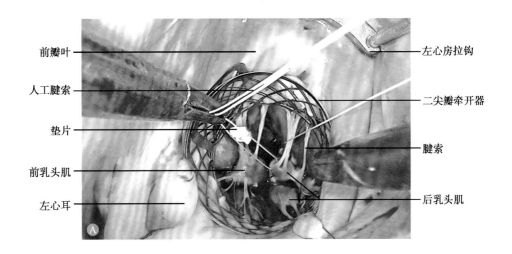

前瓣叶

人工腱索

垫片

前乳头肌

左心耳

左心房拉钩

二尖瓣牵开器

腱索

后乳头肌

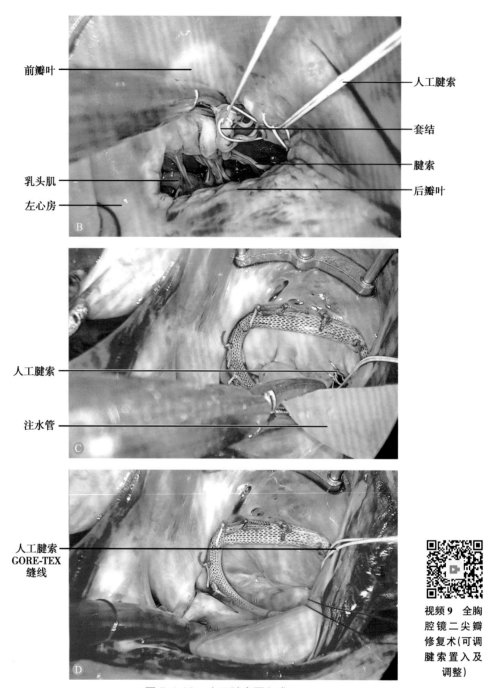

前瓣叶

人工腱索

套结

腱索

乳头肌

左心房

后瓣叶

人工腱索

注水管

人工腱索
GORE-TEX
缝线

视频 9　全胸腔镜二尖瓣修复术（可调腱索置入及调整）

图 5-1-13　人工腱索置入术

A. 将人工腱索缝于乳头肌上；B. 人工腱索固定于相对应的瓣叶边缘；
C. 注水试验；D. 通过注水试验观察瓣叶闭合情况。

结合便于调节人工腱索的长度，同时简化置入更多人工腱索的操作来处理复杂病变，如巴洛综合征病变（图 5-1-14、视频 10）。目前国外有成品 Loop 的人工腱索材料，可简化手术。但要求术前通过食管超声精确测量正常腱索长度。几种人工腱索重建方法的优缺点见表 5-1-4。

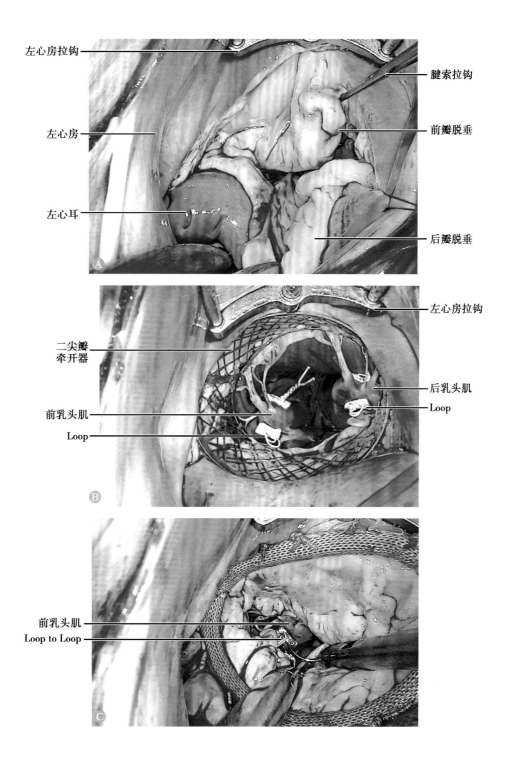

左心房拉钩

腱索拉钩

左心房

前瓣脱垂

左心耳

后瓣脱垂

左心房拉钩

二尖瓣
牵开器

后乳头肌

前乳头肌

Loop

Loop

前乳头肌

Loop to Loop

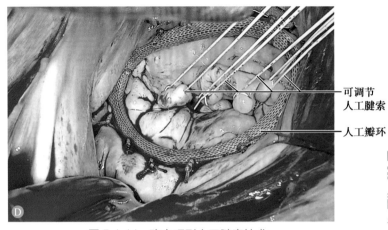

图 5-1-14　改良环形人工腱索技术

A. 二尖瓣前、后瓣叶脱垂；B. 将带环形人工腱索（Loop）的人工腱索远端固定于乳头肌；C. 用 5-0 不可吸收缝线作为人工腱索穿过乳头肌上的环形人工腱索；D. 固定于相对应的瓣叶边缘。

视频 10　全胸腔镜二尖瓣修复术（改良环形人工腱索技术）

表 5-1-4　几种人工腱索的优缺点比较

	环形人工腱索技术	可调腱索	改良环形人工腱索技术
一个置入点	多条腱索	一条腱索	多条腱索
腱索可调、个体化	不能	可以	可以
减少腱索	易	难	易
添加腱索	易	难	易

6）缘对缘（edge to edge）修复：前、后瓣叶脱垂且采用人工瓣环成形术或瓣叶修复术效果仍不佳者可考虑采用缘对缘修复方法。在脱垂最明显或反流明显的部位，将二尖瓣前、后瓣叶缝合。通常只作 1~2 针的 U 式缝合，注意勿缝合过多导致瓣口狭窄或撕裂瓣叶（图 5-1-15）。笔者中心多将此修复方法用于腱索重建后交界区对合高度不够的病例。

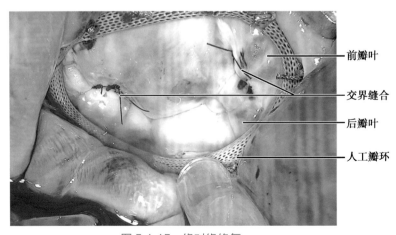

前瓣叶

交界缝合

后瓣叶

人工瓣环

图 5-1-15　缘对缘修复

二、二尖瓣狭窄

二尖瓣狭窄主要由风湿病引起,而且二尖瓣是首先受累的瓣膜,造成了二尖瓣水平的机械性梗阻。目前无任何药物可以改变这种梗阻状态。二尖瓣交界区黏连是受风湿侵犯最常见的后果,如仅存在瓣膜交界区黏连,通过球囊扩张或外科手术切开交界区即能获得良好的治疗效果。约 25%~30% 的风湿性二尖瓣病变患者出现腱索黏连、融合和挛缩(图 5-1-16),由于这种情况进行修复可在直视下行交界区切开,同时可将瓣下黏连和融合的腱索和乳头肌分开,因此效果优于球囊扩张术。

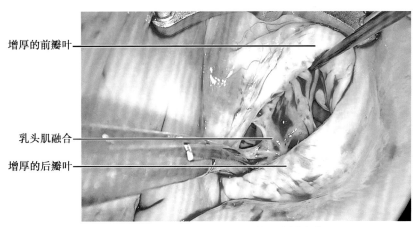

增厚的前瓣叶　乳头肌融合　增厚的后瓣叶

图 5-1-16　风湿性二尖瓣病变

二尖瓣修复手术由于减少了前期服用抗凝药带来的并发症、避免了腱索的切除、保持了二尖瓣装置与心室的连续完整性、最大可能地保存了左心室功能,因此其具有远期生存率高的优势,在矫治风湿性二尖瓣病变中的应用越来越广泛。

(一)二尖瓣狭窄行二尖瓣修复手术的建议

1. 对于 AHA/ACC 心脏瓣膜病治疗指南处于瓣膜病变 B 期、Wilkins 超声心动图评分<8 分、预期二尖瓣修复成功的可能性在 90% 以上、外科手术风险很小的患者,在具备较多风湿性二尖瓣病变修复经验的中心,以风湿性二尖瓣修复手术为优先考虑的治疗方案。

2. 对于 AHA/ACC 心脏瓣膜病治疗指南处于瓣膜病变 C 期、预期二尖瓣修复成功的可能性在 50% 以上、外科手术风险很小的患者,在具备较多风湿性二尖瓣病变修复经验的中心,以风湿性二尖瓣修复手术为优先考虑的治疗方案。

3. 二尖瓣狭窄较严重或外科手术风险较大的患者,在治疗指征、时机及原则方面,建议由心脏内、外科医师团队协助确定。

(二)二尖瓣狭窄行二尖瓣修复手术的方法

受目前器械及材料水平的限制,全胸腔镜下心脏手术的操作比直视操作花费时间长,由于需平衡过长体外循环时间造成的潜在并发症,因此对于极其复杂或失败率高的风湿性二尖瓣病变修复手术,建议术者根据自己的技术水平量力而行(视频 11)。

视频 11　全胸腔镜风湿性二尖瓣瓣膜病变修复术

1. 交界区切开及纤维斑块切除术　在二尖瓣狭窄的患者中,交界区的黏连、融合是病变的主要部位之一。对于此类患者适宜实行交界区切开。对于有交界区增厚及纤维斑块病变存在时,应先行交界区纤维斑块切除及削薄处理,再行交界区切开。交界区切开的范围不宜过大。交界区处变得柔软则可使二尖瓣 A1、P1 区及 A3、P3 区在收缩期形成更加良好的对合,减少因对合不良造成的反流(图 5-1-17)。

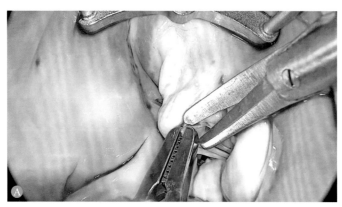
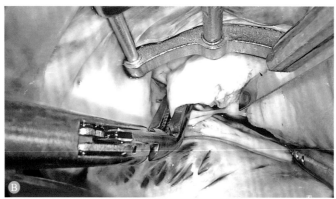

图 5-1-17　交界区切开、纤维斑块切除及瓣叶削薄

A.纤维斑块切除及瓣叶削薄;B.前交界区切开。

2. 瓣叶削薄术　二尖瓣狭窄病变时,瓣缘及瓣体均会有不同程度的增厚及纤维化,严重时呈现瓣叶僵硬,从而影响二尖瓣的柔韧性及活动度。改善和恢复二尖瓣瓣叶尤其是前瓣叶的柔软性是修复二尖瓣狭窄病变的关键步骤之一。瓣叶削薄可以使瓣叶变得柔软,改善瓣叶的柔软度及活动度,可以使瓣叶在收缩期膨隆,形成良好的对合高度及对合面积,减少修复后二尖瓣关闭不全。在削薄瓣叶时使用小圆刀逐层削薄,避免过深或一次削除太多导致瓣叶穿孔。

3. 腱索乳头肌松解术　二尖瓣瓣下结构不同程度的增粗、融合和挛缩是风湿性二尖瓣狭窄的特征之一,造成收缩期及舒张期二尖瓣瓣叶活动受限,使二尖瓣瓣叶开放受限和关闭不全。腱索乳头肌松解术是将融合和挛缩的乳头肌及腱索劈开、松解、分离,以增大二尖瓣瓣叶的运动幅度和对合面积。在劈开乳头肌时远端不宜劈开过多,以免伤及左心室壁(图 5-1-18)。

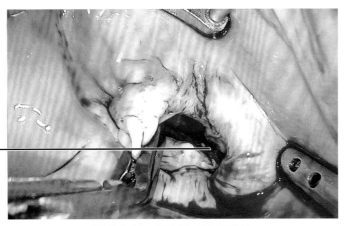

切开融合的乳头肌

图 5-1-18　腱索乳头肌松解术

经上述方法处理后,置入二尖瓣人工瓣环,注水观察和评估二尖瓣关闭状态(图 5-1-19)。

人工瓣环修复、人工腱索置入、缘对缘修复及瓣叶扩大术等方法在二尖瓣狭窄的修复术中可以选择综合应用,这些方法见二尖瓣关闭不全修复术。

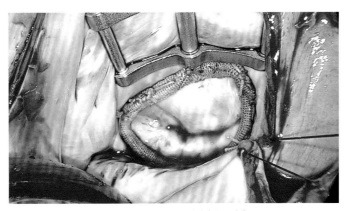

图 5-1-19　置入二尖瓣人工瓣环

第二节　二尖瓣置换术

(一) 适应证与禁忌证

1. 二尖瓣瓣叶明显增厚、僵硬、严重钙化,直视切开和修复手术无法恢复瓣膜功能(图 5-2-1)。

2. 二尖瓣修复手术后如果测左心房和左心室的舒张末压下降不明显,或残余压力阶差仍在 4~5mmHg 以上。

3. 二尖瓣闭式扩张或直视下成形术后再狭窄病例,应以换瓣手术为首选。

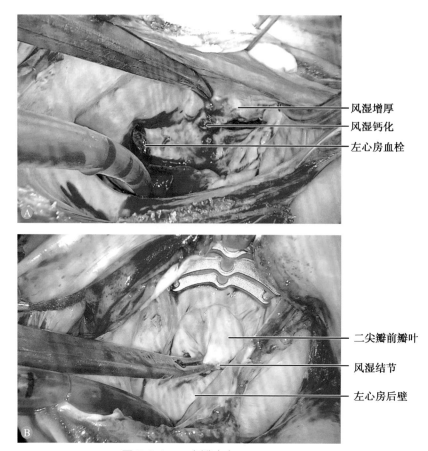

图 5-2-1　二尖瓣病变
A. 二尖瓣后瓣叶明显增厚、僵硬、严重钙化,前瓣叶边缘增厚卷曲、钙化;
B. 二尖瓣瓣口狭窄、钙化。

4. 二尖瓣病变合并感染性心内膜炎或伴赘生物形成,只有切除病变瓣膜,彻底清除感染灶和赘生物才有望控制感染发展(图 5-2-2)。

5. 二尖瓣关闭不全患者的治疗方式取决于每个患者瓣膜病理改变的程度和手术医师在瓣膜修复方面的经验。由退行性改变及黏液性改变引起的二尖瓣脱垂所导致的关闭不全被修复的可能性较大,风湿性二尖瓣关闭不全、瓣叶钙化、瓣下腱索及乳头肌明显增粗缩短、交界区融合狭窄等较严重病变则宜行二尖瓣置换术。

6. 有风湿活动,近期发生过大面积脑梗死或脑出血及恶病质,严重肝肾功能不全,不能承受体外循环手术者均为手术禁忌。

7. 具有胸腔镜心脏手术禁忌证者,详见第一章第一节全胸腔镜心脏外科手术的基本原则。

（二）术前准备

见第五章第一节二尖瓣修复手术。

（三）方法与步骤

1. 经房间沟入路切开左心房或切开右心房经房间隔入路显露二尖瓣。

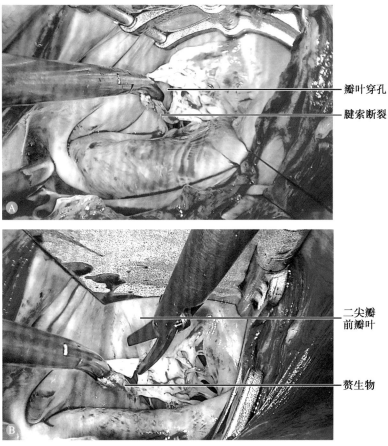

瓣叶穿孔

腱索断裂

二尖瓣
前瓣叶

赘生物

图 5-2-2　二尖瓣病变合并感染性心内膜炎伴赘生物形成

A. 感染累及二尖瓣前后瓣叶；B. 切除病变瓣膜，清除感染灶和赘生物。

　　2. 用瓣膜钳夹住二尖瓣前瓣叶并向下牵引，显露前瓣环，于前瓣叶 12 点位置、基部距瓣环约 3mm 处，用尖刀做定点切开，逐步向两侧扩大前瓣叶切口。在距后瓣环 2~3mm 处切开后瓣叶。采取"边切边缝"的方式有利于显露（图 5-2-3）。

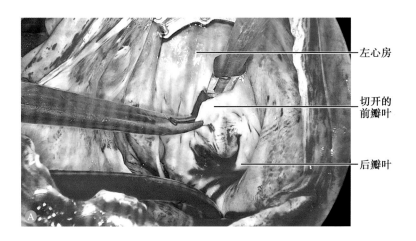

左心房

切开的
前瓣叶

后瓣叶

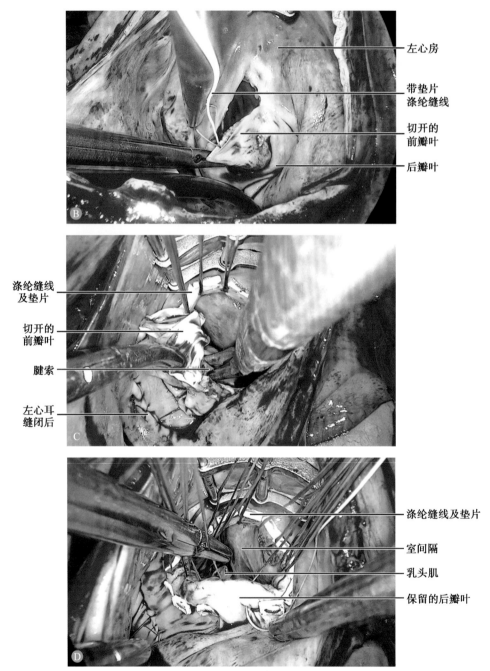

左心房

带垫片
涤纶缝线

切开的
前瓣叶

后瓣叶

涤纶缝线
及垫片

切开的
前瓣叶

腱索

左心耳
缝闭后

涤纶缝线及垫片

室间隔

乳头肌

保留的后瓣叶

图 5-2-3　二尖瓣置换术

A. 于前瓣叶基部距瓣环约 3mm 处用尖刀做定点切开;B. 向两侧扩大前瓣叶
切口;C. 切除瓣下腱索;D. 用 2-0 涤纶带小垫片的双头针沿二尖瓣瓣环间断
褥式缝合 1 圈,由心房面进针,心室面出针,缝 12~15 针,预置好瓣膜缝线。

　　对于伴有腱索和乳头肌缩短、增粗、黏连和纤维化的二尖瓣狭窄患者,应根据具体情况保留全部或部分后瓣叶及瓣下结构,有助于保护左心室功能和防止左心室破裂。以二尖瓣关闭不全为主的患者大多数可以做到保留后瓣及其瓣下结构(图 5-2-4)。对于高龄、有潜在左心室破裂风险、低左心室射血分数的二尖瓣关闭不全患者,可选择前后瓣叶均保留的方法(图 5-2-5)。

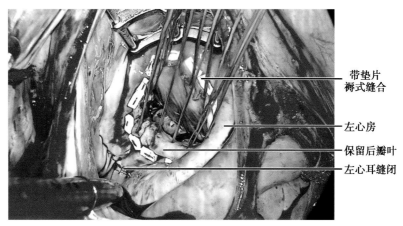

图 5-2-4　保留后瓣叶及其瓣下结构

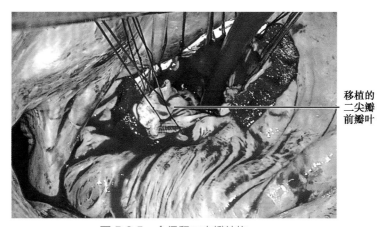

图 5-2-5　全保留二尖瓣结构

　　3. 用 2-0 涤纶带小垫片的双头针沿二尖瓣瓣环间断褥式缝合一圈,均由心房面进针,心室面出针,共缝 12~15 针,预置好瓣膜缝线。缝针顺序建议:由前瓣环中点(12 点位置)开始顺时针置线,一直到 P$_2$~P$_3$ 交界对应瓣环(5 点位置),然后再由 12 点开始逆时针置线(图 5-2-3)。测量二尖瓣瓣环大小,选择适宜的人工瓣膜(图 5-2-6)。

　　4. **人工机械瓣膜置换术**　将预置好的缝线依次缝于人工瓣膜缝合环上,缝线分成 2 组钳夹,然后卸下人工瓣膜支撑架(机械瓣膜),侧翻 90°,经过肋间推向瓣环入座,依次收紧缝线并逐一用推结器打结(图 5-2-7)。由于推结器的限制,建议使用人工瓣膜缝合环较厚且柔软的人工机械瓣膜。对于"环上瓣",推结器则有误伤支撑架的风险。用微创线剪在线结的上方约 2mm 处剪除缝线(视频 12)。

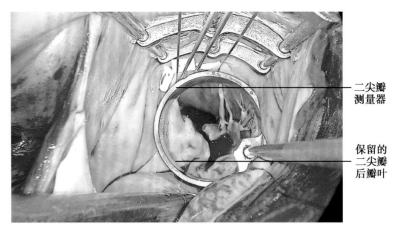

二尖瓣
测量器

保留的
二尖瓣
后瓣叶

图 5-2-6　测量二尖瓣瓣环大小

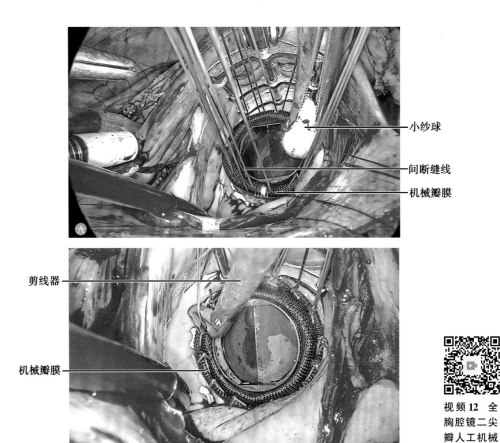

小纱球

间断缝线

机械瓣膜

剪线器

机械瓣膜

视频 12　全
胸腔镜二尖
瓣人工机械
瓣膜置换术

图 5-2-7　二尖瓣人工机械瓣膜置换术

A.将人工机械瓣膜推向瓣环入座；
B.收紧缝线并逐一用打结器打结,用微创线剪剪线。

5. **人工生物瓣膜置换术** 近年来人工生物瓣膜的使用越来越多,与同型号人工机械瓣膜相比,其结构复杂、体积较大,在全胸腔镜下进行置换较困难。其难点及对策如下:①针对生物瓣膜不匹配的问题,建议使用专用瓣环测量器进行对比,选择时预留一定的空间。②在进行生物瓣膜置换时,由于胸腔镜手术切口小,因此生物瓣膜通过胸壁切口困难。由于胸骨旁的肋间隙窄且固定,是无法通过生物瓣膜的,因此采用主操作孔在锁骨中线外的入路是更好的选择,该入路还可以在术中根据需要适当扩大切口。选择瓣脚可以完全收拢的生物瓣膜更为安全,否则必须取出"顶芯"(一种收纳生物瓣脚的设计),瓣膜倾斜通过胸壁,潜在的风险是瓣脚变形角度过大造成复位困难、术后关闭不全超出设计指标。笔者中心联合相关厂家发明的"生物瓣膜输送器"(见图 1-3-16),用硬性金属环套住生物瓣膜从切口送入座内,可大幅度降低生物瓣膜入座时受挤压导致生物瓣膜变形的风险(图 5-2-8)。③针对缝线自缠绕或者缠绕瓣脚的问题,一般在瓣膜进入胸腔后重新置入"顶芯",把缝线按瓣叶分为三组,推送时给予适当张力即可解决。通过我们推荐的手术切口,缝线可接近垂直于瓣环平面,使人工瓣膜的输送较为容易(视频 13)。

视频 13 全胸腔镜二尖瓣人工生物瓣膜置换、三尖瓣修复、射频消融、左心耳缝闭术

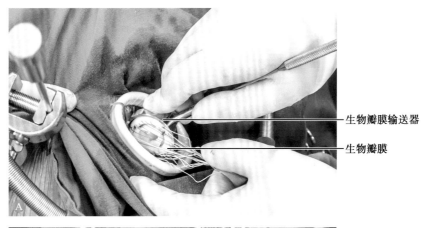

生物瓣膜输送器

生物瓣膜

A

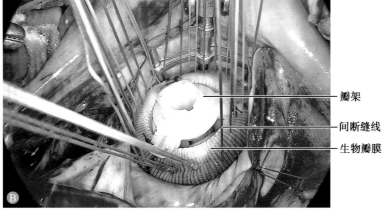

瓣架

间断缝线

生物瓣膜

B

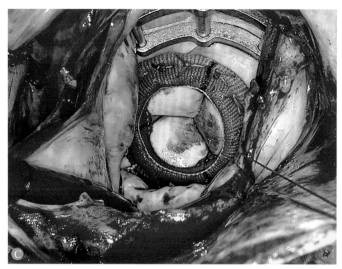

图 5-2-8　二尖瓣生物瓣膜置换术

A.为避免生物瓣膜入座时受挤压造成生物瓣膜变形,将预置好的缝线
依次缝于生物瓣膜缝合环上后,用硬性金属环套住生物瓣膜从切口送入
座;B.生物瓣膜入座;C.用微创线剪在线结的上方约 2mm 处剪除缝线。

6. 对于二尖瓣瓣膜的微创再次手术,我们的操作技巧如下:①分离黏连时
避免损伤肺组织;②尽可能在心脏停搏下手术;③仅分离主动脉及横窦黏连,不
分离心房组织,不作过多不必要的分离;④采用电刀电凝的方式切除人工置入
物;⑤对张力过高的组织(如二尖瓣后瓣环)或比较脆弱的组织,必要时采用 3-0
聚丙烯缝线进行缝合。具体操作见视频 14。

视频 14　全
胸腔镜三尖
瓣修复术(瓣
环成形技术)

(四) 主要并发症与防治

1. **左心室破裂**　是二尖瓣置换术后一种少见的致死率较高的并发症。按发生部位可
分为三种类型。Ⅰ型破裂:破裂位于左心室后壁房室沟部位,约占左心室破裂的46.3%。Ⅱ
型破裂:破裂位于二尖瓣后乳头肌在左心室后壁的附着部。Ⅲ型破裂:破裂位于左心室后
壁房间沟与乳头肌附着部的中间处,多呈横行。左心室破裂的原因多与缝线过深、乳头肌切
除过多、造成室壁损伤及患者体质差等有关。根据临床表现不同,可分为早期、延迟和晚期
破裂。早期破裂为停止体外循环后发生在手术室内的左心室后壁破裂,心腔内不断有大量
鲜红色血液从心脏后部溢出,而不是左心房切口的出血。延迟破裂发生在术后患者返至监
护室数小时或数天,其表现为纵隔心包管内有大量鲜血涌出,患者立即处于休克状态。晚期
破裂发生于二尖瓣置换术后数天或数年,其临床表现为左心室假性室壁瘤。

一旦发现左心室破裂,应尽快行胸骨正中劈开,建立体外循环,诱导心脏停搏,使心脏处
于空虚状态。Ⅱ、Ⅲ型破裂可以从心外用带垫片的双针缝线做间断褥式缝合,或补片修复。
Ⅰ型破裂应重新切开左心房,拆除人工瓣膜,用带垫片缝线从心内做"夹心面包式修补"后
再将人工瓣膜置入,然后闭合左心房切口。

2. **瓣周漏**　常因缝线撕裂瓣环,清除瓣膜钙化造成组织缺损或脆弱但当时未予加固,
或人工瓣膜感染性心内膜炎等引起。手术结束后即刻行超声心动图检查有助于诊断。术中

发现瓣周漏应重新阻断主动脉,灌注心肌停搏液,直接修复加固或重新换瓣。

3. 人工瓣膜瓣叶活动障碍　可由于残留的瓣叶、腱索卡于机械瓣膜碟片与瓣环之间,或左心室遗留乳头肌过长,妨碍瓣叶开放。生物瓣膜由于缝线挂在支架脚上妨碍生物瓣膜瓣叶活动。术中超声心动图检查可见瓣叶功能障碍,一旦确诊,应重新手术。

4. 左心室流出道梗阻　选用大型号的生物瓣膜对于左心室相对小的患者可引起左心室流出道梗阻,主要表现为低心排血量,左心室与主动脉间的压力阶差加大,左心房压力高,严重者不能脱离体外循环。术中超声心动图可确诊,此种情况应重新手术。

5. 左冠状动脉回旋支损伤　常由于缝合后瓣叶瓣环时进针过深,过于靠近心肌或穿过心肌造成,主要表现为心肌供血不足,低心排血量及左房室沟处出血,应做急诊冠状动脉旁路移植术。

6. 主动脉瓣损伤　缝合二尖瓣前瓣叶基部时在瓣间组织进针过高,或遇主动脉瓣脱垂,均可误伤主动脉瓣,以无冠瓣多见,造成主动脉瓣关闭不全,这种少见的并发症必须立即处理,拆除人工瓣膜缝线,切开升主动脉,修补撕裂的主动脉瓣叶,严重者应行主动脉瓣置换手术。

(五) 疗效分析

艾比不拉等的 meta 分析结果显示,全胸腔镜下二尖瓣置换术与胸骨正中开胸二尖瓣置换术相比,可明显缩短术后呼吸机辅助时间和住院天数,能维持患者胸骨的完整性,避免更多的血液损失和术后长期的胸骨疼痛,有利于患者术后呼吸功能的恢复,更早下床活动,从而促进疾病的早期康复,缩短住院时间。meta 分析结果表明,全胸腔镜组和开胸组手术时间、体外循环时间和重症监护室停留时间比较差异无统计学意义。程云阁等报道,全胸腔镜下二尖瓣手术 272 例,其中二尖瓣置换术 220 例,术后死亡 1 例,术后胸液引流量 20~1 200ml［平均(370 ± 80)ml］,术后住院 7~18 天［平均(10.2 ± 2.1)天］,住监护室 14~67 小时［平均(28.2 ± 7.6)小时］。认为全胸腔镜下手术创伤小、出血少、住院时间短、切口美观。陈波等收集二尖瓣置换手术患者 1 096 例(胸腔镜组 405 例,开胸组 691 例),利用倾向性评分匹配的方法,入组 404 例患者(胸腔镜组 202 例;开胸组 202 例)。结果显示,胸腔镜组比开胸组在体外循环时间、主动脉阻断时间、手术时间等方面差异有统计学意义。胸腔镜组的输血比例少、机械通气时间短、在重症监护室停留时间短、胸腔引流量少、保留胸腔引流管时间短、术后住院时间短,差异有统计学意义。两组随访时的并发症及 SF-36 量表差异无统计学意义。作者认为全胸腔镜下行二尖瓣置换术是安全、有效、可行的。

第三节　同期进行其他心脏手术

一、三尖瓣修复术

接受左心瓣膜手术(多为二尖瓣手术)的患者中合并三尖瓣关闭不全(tricuspid

regurgitation,TR)很常见。之前的观点认为,在成功的左心瓣膜手术后,由于右心室容量或压力负荷减低,TR 可以得到改善。然而,事实并非如此。随访发现,在左心瓣膜功能正常的情况下,TR 并没有得到相应的改善,反而随着时间的推移而逐渐加重(图 5-3-1)。

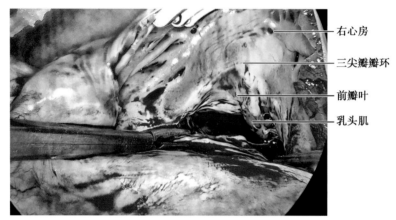

图 5-3-1　三尖瓣重度关闭不全,瓣环明显扩张,瓣叶对合不良

临床经验表明,在接受二尖瓣置换术的患者中约 20% 需要行三尖瓣修复术。多数学者认为,对于中、重度 TR 患者,在行二尖瓣手术时应同期对三尖瓣进行处理。欧洲心脏病协会(European Society of Cardiology,ESC)关于心脏瓣膜病处理指南中也将为三尖瓣瓣环直径 ≥40mm 的中度 TI 患者进行手术作为Ⅱa 类推荐。

三尖瓣修复的方法有 Kay 二瓣化修复术、DeVega 瓣环修复术及 Manipal 瓣环修复术,目前临床应用较普遍的是人工瓣环三尖瓣修复术(图 5-3-2)。见第六章全胸腔镜三尖瓣修复技术和置换。

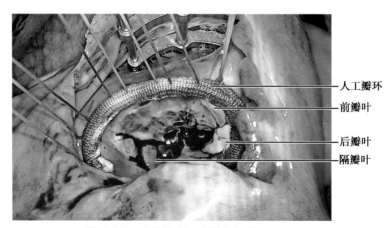

图 5-3-2　人工瓣环三尖瓣修复术

二、左心耳或左心房血栓清除术

二尖瓣狭窄患者左心房增大,特别是合并心房颤动者,左心耳及左心房有可能合并附

壁血栓,二尖瓣手术时需清除血栓,同时缝闭左心耳以减低术后左心耳血栓再形成的风险(图 5-3-3)。

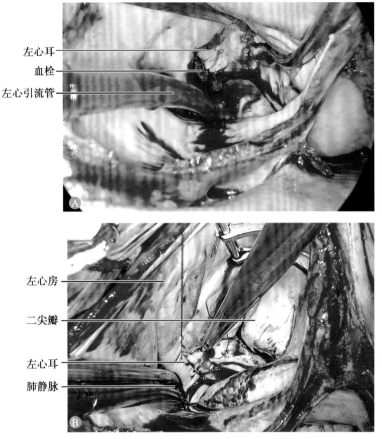

左心耳
血栓
左心引流管

左心房
二尖瓣
左心耳
肺静脉

图 5-3-3　左心耳及左心房血栓清除术
A. 左心耳及左心房均可见血栓;B. 清除左心耳及左心房血栓,缝闭左心耳。

三、心房颤动消融术

在我国,二尖瓣狭窄的患者约 70% 合并心房颤动。持续性心房颤动是瓣膜手术脑血管意外和死亡的独立因素,因此推荐在瓣膜手术时加做消融术治疗慢性持续性心房颤动。心房颤动消融术包括肺静脉隔离术(适用于阵发性心房颤动)及左右心房消融术(Maze Ⅳ)(适用于持续性心房颤动)(图 5-3-4)。目前,在胸腔镜下使用房颤冷冻消融的方法,无论是效果还是易操作性方面,应该都是首选方案。如选择射频消融的方法,手术设备使用双极射频消融笔简单易操作,但较胸骨正中切口使用双极射频消融钳的手术效果稍差。

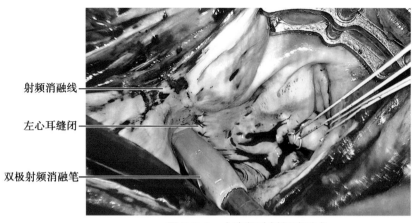

射频消融线

左心耳缝闭

双极射频消融笔

图 5-3-4　心房颤动射频消融术

第四节　主动脉瓣及多瓣膜置换手术

全胸腔镜二尖瓣手术已在国内外广泛开展,但胸腔镜下行主动脉瓣置换术(aortic valve replacement,AVR)及多瓣膜置换术仅有零星报道。Vola 等在 2014 年首先报道全胸腔镜下行 AVR,2016 年报道了第 2 例。2018 年,Hinna Danesi 等报道了胸腔镜下 AVR 手术的关键技术。2019 年,Tokoro 等报道了 47 例全胸腔镜下 AVR 的结果,并与同期 157 例经腋下小切口行 AVR 的结果进行比较。作者的经验显示,全胸腔镜 AVR 可以在右侧前外侧胸部通过三个小孔的方法来进行,手术过程与二尖瓣置换术相似。

但是值得注意的是,主动脉瓣的生理解剖位置更贴近胸骨,且主动脉切口是向头端的,右侧肋间较低的胸腔镜入路对于显露主动脉瓣并不理想;加之主动脉瓣狭窄往往合并严重的钙化及较小的瓣环直径,在全胸腔镜下清除钙化及置入尽量大的人工瓣膜时必定存在困难,也会导致体外循环时间过度延长。如果升主动脉及主动脉瓣的位置位于胸骨正中线右侧,可以采用胸骨旁小切口的方法进行直视下主动脉瓣手术,对于主动脉瓣的位置靠左侧的病例则可考虑胸骨中段小切口的方法进行手术(图 5-4-1),其优势是:直视视野更好,操作更容易,手术切口并不比胸腔镜切口的总长度长,对于肋骨或者胸骨的损伤也是有限或者局部的,且对于胸廓的稳定性影响很小,尤其对于广大心外科医师而言,学习曲线势必更短,更易于推广。而且胸骨中段小切口如适当向下延长切开一个肋间,也可同时完成主动脉瓣、二尖瓣及三尖瓣的手术。

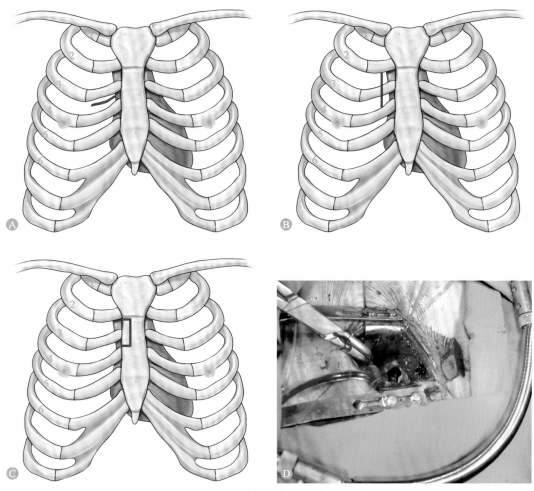

图 5-4-1　胸骨中段小切口主动脉瓣手术

A. 右侧肋间小切口主动脉瓣手术入路示意；B. 胸骨旁小切口主动脉瓣手术入路示意；
C. 胸骨中段小切口主动脉瓣手术入路示意；D. 胸骨中段小切口手术显露主动脉瓣。

在严格评估瓣膜病变和手术适应证的情况下，我们认为采用通常 AVR 和二尖瓣置换术的入路在全胸腔镜下行双瓣置换术是完全可行的，手术适应证和禁忌证如下。

一、手术适应证

1. 年龄<70 岁。

2. 单纯主动脉瓣病变或风湿性联合瓣膜病需行外科手术治疗的患者。

3. 美国胸外科医师学会（Society of Thoracic Surgeons，STS）评分评估外科手术风险<4%。

二、手术禁忌证

1. 既往有心脏手术史。

2. 病因为急性或亚急性感染性心内膜炎、结缔组织病患者。

3. 主动脉瓣瓣环严重钙化者。

4. 需同期接受冠状动脉旁路移植手术者。

5. **下列指标有任何一项者**　①升主动脉直径>4.5cm；②主动脉根部<2.5cm；③主动脉瓣瓣环直径<2.0cm。

6. 主动脉 CT 显示升主动脉明显钙化或存在夹层的患者。

7. 严重胸廓畸形(如鸡胸,漏斗胸)的患者。

8. 右侧胸膜炎病史或右侧胸腔手术史,胸腔严重黏连者。

9. 肺功能受限,无法耐受单肺通气者。

10. 股动脉明显钙化、折曲等,存在建立外周体外循环禁忌者。

三、疗效分析

Tokoro 等将 47 例接受全胸腔镜 AVR 患者的结果与 157 例经腋下小切口行 AVR 患者的结果进行比较。经腋下小切口是在患者右腋前线第 3 或第 4 肋间切开皮肤,切口长 6~8cm,用肋间撑开器将肋间撑开,在第 6 肋间置入胸腔镜用于辅助,AVR 手术主要在直视下进行。作者将两组手术结果对比认为,全胸腔镜下 AVR 暴露良好,在心脏停搏的情况下可以看见心尖部,即使行二尖瓣置换术,通过同样的切口也能清楚地暴露二尖瓣。新发房颤率在全胸腔镜组明显低,输血量也较腋下小切口组少,两组置入的人工瓣膜大小无明显差别。作者认为,采用同样切口二尖瓣也能暴露良好,可以同时进行主动脉瓣和二尖瓣双瓣膜置换术,体外循环和主动脉阻断时间两组无明显差别,在切口美观方面两组效果良好。由于全胸腔镜手术的切口更小,且不需要用肋间撑开器撑开,术后瘢痕更小,疼痛发生率更低。另外,内镜视野比直接通过小切口观察会更大,更少受解剖变异的影响;内镜置入更深,靶器官能获得更好的暴露。黄焕雷等报道了 16 例全胸腔镜下主动脉瓣置换术及 6 例全胸腔镜双瓣置换术,全组 22 例患者均顺利完成手术,无手术死亡病例,全部患者均获得随访,平均随访时间(5.95±3.04)个月,在随访期间无死亡病例,无抗凝相关并发症,无人工瓣膜功能障碍发生。在手术切口布局方面,主操作孔位于右侧第 3 肋间锁骨中线与腋前线之间,辅助孔位于第 3 肋间腋前线与腋中线之间靠前位置,腔镜孔位于第 4 肋间腋前线与腋中线之间靠后位置,腔镜孔的水平位置比辅助孔低 0.5cm 左右,不需要用到肋骨牵开器。该手术切口具有损伤小、术后疼痛轻,并且左右手配合好有利于手术操作的优点,同时这一手术切口的布局可很方便地完成主动脉瓣手术和双瓣手术。作者认为,如果采用全胸腔镜的手术方式,可不受升主动脉位置的限制,即使升主动脉超过 50% 位于胸骨的左侧仍有可能采用微创的手术方式,但会增加手术难度。另外,主动脉瓣和瓣环的病变是影响手术的另一重要因素,严重的瓣叶和瓣环钙化会显著增加微创主动脉瓣置换术的难度,因此在早期阶段,应选择主动脉瓣关闭不全的患者为宜。在早期也要尽量避免选择高龄需置换生物瓣膜、小主动脉和小主动脉瓣环的患者,因为主动脉瓣根部狭小,操作空间有限,生物瓣膜瓣脚对缝线打结有较大的不利影响。选择合适的病例可降低手术难度,缩短手术时间,取得一定经验以后,再应用于手术难度大的患者。

(张晓慎　肖学钧　黄克力)

参 考 文 献

［1］ NISHIMURA R A, OTTO C M, BONOW R O, et al. 2017 AHA/ACC Focused Update of the 2014 AHA/ACC Guideline for the Management of Patients With Valvular Heart Disease: A Report of the American College of Cardiology/American Heart Association Task Force on Clinical Practice Guidelines [J]. Circulation, 2017, 135 (25): e1159-e1195.

［2］ NISHIMURA R A, OTTO C M, BONOW R O, et al. 2014 AHA/ACC Guideline for the Management of Patiens With Valvular Heart Disease: executive summary: a report of the American College of Cardiology/American Heart Association Task Force On Clinical Practice Guidelines [J]. Circulation, 2014, 129 (23): 2440-2492.

［3］ BAUMGARTNER H, FALK V, BAX J J, et al. 2017 ESC/EACTS guidelines for the mamagement of valvular heart disease [J]. Eur Heart J, 2017, 38 (36): 2739-2791.

［4］ 中华医学会胸心血管外科分会胸心血管分会心脏瓣膜专业（筹备）学组. 中国心脏二尖瓣膜疾病（成人）外科修复技术临床应用理念 [J]. 中华胸心血管外科杂志, 2015, 31 (12): 705-714.

［5］ 付金涛, 郑帅, 李岩, 等. 风湿性二尖瓣疾病的外科修复策略 [J]. 中华胸心血管外科杂志, 2018, 34 (9): 573-576.

［6］ SURI R M, CLAVEL M A, SCHAFF H V, et al. Effect of recurrent mitral regurgitation following degenerative mitral valve repair: long-term analysis of competing outcomes [J]. J Am Coll Cardiol, 2016, 67 (5): 488-498.

［7］ 周天羽, 李筝, 赖颖, 等. 二尖瓣修复术治疗退行性二尖瓣关闭不全的围手术期及远期疗效分析 [J]. 中华胸心血管外科杂志, 2018, 34 (6): 335-338.

［8］ KIM W K, KIM H J, KIM J B. et al. Clinical outcomes in 1 731 patients undergoing mitral value surgery for rheumatic value disease [J]. Heart, 2018, 104 (10): 841-848.

［9］ 中国风湿性二尖瓣外科治疗执政专家共识专家组. 中国风湿性二尖瓣疾病外科治疗指征专家共识 [J]. 中华胸心血管外科杂志, 2018, 34 (4): 193-195.

［10］ 王石雄, 韩磊, 柳德斌, 等. 全胸腔镜下 loop-in-loop 技术腱索重建加二尖瓣修复环置入术治疗二尖瓣关闭不全临床效果 [J]. 中国循环杂志, 2017, 32 (z1): 148.

［11］ ZHAO G, GAO J, LIU Y, et al. Two-incision totally thoracoscopic approach for mitral valve replacement [J]. Int Heart J, 2017, 58 (6): 894-899.

［12］ 艾力·艾比不拉, 阿布都外里·热合曼, 木拉提·阿不都热合曼, 等. 完全胸腔镜与胸骨正中开胸对二尖瓣置换术疗效的 meta 分析 [J]. 中国心血管病研究, 2017, 15 (10): 937-941.

［13］ 陈波, 郭惠明, 谢斌, 等. 微创全胸腔镜与传统胸骨正中开胸二尖瓣置换手术的倾向性评分匹配研究 [J]. 中华胸心血管外科杂志, 2017, 33 (8): 472-476.

［14］ VOLA M, FUZELLIER J F, CHAVENT B, et al. First human totally endoscopic aortic valve replacement: an early report [J]. J Thorac Cardiovasc Surg, 2014, 147 (3): 1091-1093.

［15］ VOLA M, FUZELLIER J F, GERBAY A, et al. First in human totally endoscopic percevall valve implantation [J]. Ann Thorac Surg, 2016, 102: e299-e301.

［16］ TOKORO M, SAWAKI S, OZEKI T, et al. Totally endoscopic aortic valve replacement via an anterolateral approach using a standard prosthesis [J]. Interact Cardiovasc Thorac Surg, 2020, 30 (3): 424-430.

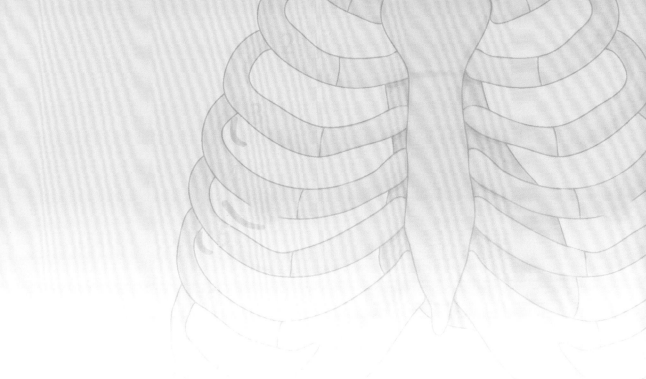

第六章

全胸腔镜三尖瓣修复术和人工瓣膜置换术

第一节　三尖瓣修复术

一、三尖瓣关闭不全

三尖瓣关闭不全（tricuspid regurgitation，TR）通常继发于风湿性左心瓣膜病变，特别是二尖瓣病变；另外，先天性、感染、退行性或黏液性病变、静脉使用毒品及外伤等原因也可以引起 TR。近年来，心房颤动及永久起搏器导线导致的 TR 有增多趋势。三尖瓣狭窄或狭窄合并关闭不全一般为风湿病所致，很少孤立发病，往往和二尖瓣病变同时存在，70%~85% 患者的 TR 是功能性的，即因左心瓣膜病变引起的肺动脉高压与右心室扩张、瓣环扩大所致。TR 患者往往具有良好的耐受性，且早期药物治疗效果明显。也正因为如此，以往对 TR 的治疗及 TR 所引起的危害重视不够。TR 程度的加重往往是一个长期的过程，随着时间的迁移，将出现血流动力学的显著变化和右心房、右心室扩大等不可逆的右心重构改变（图 6-1-1）。

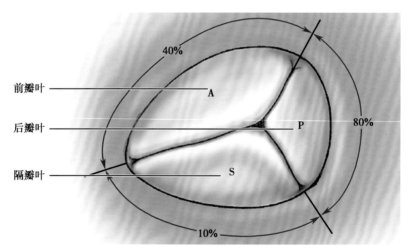

图 6-1-1　三尖瓣瓣环各部位扩张程度示意

晚期重度 TR 患者的预后差，尤其是左心瓣膜病变术后重度以上的 TR，无论是瓣膜修复术还是瓣膜置换术的死亡率均较高，已成为瓣膜外科最为棘手的问题之一。

美国心脏学会/美国心脏病协会（American Heart Association/American College of Cardiology，AHA/ACC）心脏瓣膜病治疗指南中对三尖瓣病变的过程、分期、治疗等方面作了较详尽的阐述。指南把 TR 分为 A、B、C、D 四期，即分别为风险期、进展期、无症状重度病变期和有症状重度病变期。在 TR 程度分级中，直接采用了三尖瓣反流面积这一指标，将三尖瓣关闭不全分为三度：轻度为 <5.0cm^2，中度为 5~10cm^2，重度为 >10cm^2。

(一) 手术适应证和禁忌证

1. 手术适应证

(1) 对 TR 的处理取决于患者的临床症状和引起瓣膜异常的病因。无论何种原因导致的严重 TR,内科治疗无效时均应考虑手术。

(2) 早期认为,左心瓣膜病变矫治以后,合并的 TR 会自行消退。后来发现,左心瓣膜病变手术后 TR 并不会消退,而且有些病例还会逐渐加重,左心瓣膜手术后 7%~27% 的患者发生晚期重度 TR,严重影响患者的生存率和生活质量。在行左心瓣膜手术的同时合并功能性 TR 的患者(即使是轻度 TR),如果存在以下两种情况,应行三尖瓣手术:①四腔心切面舒张期三尖瓣瓣环的直径>40mm(或>21mm/m²)或术中直接测量前隔交界至后隔交界的直径>70mm;②有右心衰竭发作史。一般认为,对于没有合并左心瓣膜病变的重度原发性 TR 患者,应在发生明显的右心功能不全之前行外科手术。

(3) 感染性心内膜炎累及三尖瓣时,在炎症控制 4~6 周后可考虑行三尖瓣修复术或置换术;若药物难以控制,且症状严重者也可考虑手术治疗。

2. 手术禁忌证

(1) 左心瓣膜病变术后远期发生孤立性重度 TR 是一种特殊类型,这种患者手术指征、方法、时机和远期结果方面存在许多不确定性,但如果存在重度或不可纠治的肺动脉高压和明显的右心功能不全,则视为手术禁忌证。

(2) 由于肺部疾病(如原发性肺动脉高压、肺心病等)导致的重度肺动脉高压,矫治 TR 后会导致不可逆的右心室功能衰竭,故应为手术禁忌证。

(3) 具有胸腔镜心脏手术禁忌证者(详见第一章第一节全胸腔镜心脏外科手术的基本原则)。

(二) 术前准备

见第五章第一节二尖瓣修复手术。

(三) 手术方法与步骤

1. Kay 瓣环修复术　三尖瓣关闭不全时,瓣环扩张主要发生在后瓣叶,常在后隔交界处首先出现关闭不全。Kay 将后瓣叶折叠,缝闭后瓣环,使三尖瓣二瓣化,对轻度瓣环扩张者常采用该法。手术用带垫片的 2-0 聚丙烯缝线间断 8 字缝合后瓣叶,再用 4-0 聚丙烯缝线连续缝合折叠处起加固作用。注意缝线要远离冠状静脉窦口,以防止术后出现传导阻滞,同时要确保前瓣叶与隔瓣叶对合良好并有足够大小的瓣口(图 6-1-2)。

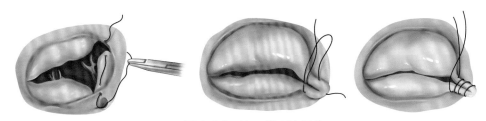

图 6-1-2　Kay 瓣环修复术

2. De Vega 瓣环修复术　对轻到中度的 TR 可以采用这种修复术。该手术方法简单,和左心瓣膜手术同期进行时,不会使手术时间延长太多。切开右心房后,采用带垫片、3-0 聚丙烯缝线的双头针,第一道缝线从前隔交界的瓣环出,顺时针方向沿瓣环缝合至后隔交界前方(冠状静脉窦开口后上方),每一针的深度为 3~5mm,应确切地缝入三尖瓣的纤维环内。第二道缝线应先与第一道缝线平行,与第一道缝线相距 2~3mm,沿相同的方向缝至后隔交界,注意勿伤及右冠状动脉,两道缝线再穿过一小的 GORE-TEX 垫片加固(图 6-1-3)。

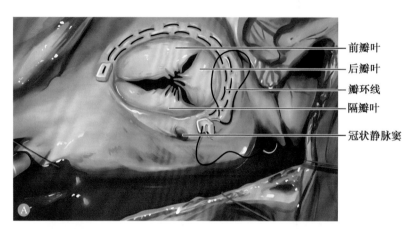

前瓣叶

后瓣叶

瓣环线

隔瓣叶

冠状静脉窦

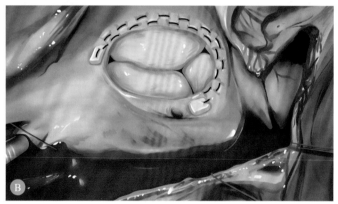

图 6-1-3　De Vega 三尖瓣瓣环修复术

A. 采用带垫片、3-0 聚丙烯缝线的双头针,第一道缝线从前隔交界的瓣环出,顺时针方向沿瓣环缝合至后隔交界前方;B. 第二道缝线应先与第一道缝线平行,沿相同的方向缝至后隔交界,两道缝线再穿过一小的 GORE-TEX 垫片加固。

在将缝线收紧时由于是全胸腔镜手术,不可能用手指来测定缝线的收紧程度,一般使用 27 号或 29 号瓣环测量器置入瓣口,收紧缝线后打结。只要三尖瓣瓣环直径>25mm,就不易出现三尖瓣狭窄。最后向右心室内注入生理盐水,使右心充盈,观察三尖瓣对合情况。术中通过超声心动图检查评价瓣膜功能,如仍有中至重度 TR,则应重新进行三尖瓣修复或改行三尖瓣置换术。

由于 Kay 瓣环修复术及 De Vega 瓣环修复术存在远期效果较差、胸腔镜手术下操作相对繁琐,故目前胸腔镜下三尖瓣瓣环成形时已不作首选推荐。

3. **人工瓣环修复术**　目前人工瓣环多采用不包括隔瓣环区域的半环结构,这样就可避免牵拉或压迫房室结区域,可以防止术后发生传导阻滞。常用的三尖瓣人工瓣环有 Edwards

MC3 环、Medtronic Contour 3D 环等。考虑到拆除支架后进行输送及打结更为便利,胸腔镜手术时我们建议使用弹性成形环作为首选。根据隔瓣基底部的长度、前后瓣叶的大小来选择人工瓣环的型号(视频 15)。

视频 15 全胸腔镜三尖瓣修复术(人工腱索重建、瓣环成形技术)

　　术中可通过心房拉钩或者提吊方式显露三尖瓣,使用不带垫片的 2-0 涤纶缝线双头针,沿前瓣环和后瓣环进行间断褥式缝合:先从瓣环 12 点的位置逆时针方向间断褥式置线至前隔交界,然后从瓣环 12 点位置顺时针方向置线至冠状静脉窦口对应瓣环处,人工瓣环对应上线,在前瓣环中点到后隔交界的三尖瓣瓣环上的针距(约 4mm)要大于人工瓣环上的针距(约 2mm)。将人工瓣环送入,收紧缝线,将缝线逐一打结,使三尖瓣均匀缩小至人工瓣环的大小(图 6-1-4)。

　　4. 心包补片瓣叶扩大术　存在 TR 时,右心房、右心室扩张,三尖瓣前瓣叶易被拉长,时间长则可造成不同程度的挛缩、瓣叶面积变小,造成收缩期对合高度不够。挛缩的三尖瓣前 - 后瓣叶的长度和瓣叶面积均不足以与隔瓣叶相对合时可采用牛心包或自体心包补片来扩大瓣叶面积,补片大小由瓣叶缩小程度决定(图 6-1-5)。在距三尖瓣瓣环约 2mm 处平行于三尖瓣瓣环将前 - 后瓣叶切开,用 5-0 聚丙烯缝线连续锁边缝合将补片固定于瓣叶上。一般患者的三尖瓣瓣环都有不同程度的扩张,因此也要同时进行瓣环修复手术(视频 16)。

视频 16 全胸腔镜不停跳再次二尖瓣修复术

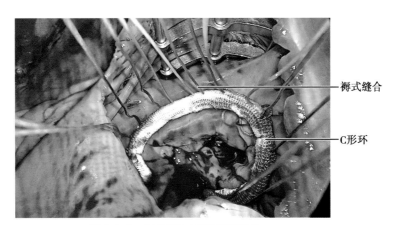

褥式缝合

C形环

图 6-1-4　三尖瓣人工瓣环修复术

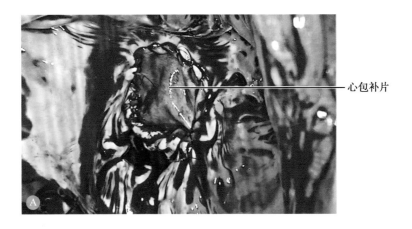

心包补片

Ⓐ

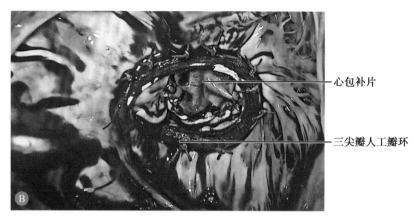

图 6-1-5　用牛心包补片行三尖瓣前瓣叶扩大术
A. 采用牛心包补片扩大前 - 后瓣叶面积;B. 用人工瓣环环缩三尖瓣瓣环。

二、三尖瓣狭窄

少数原发的风湿性三尖瓣狭窄,需要对瓣叶交界区进行切开。沿瓣叶交界的游离缘向瓣环处切开至距瓣环 1~2mm 处,一般切开仅限于 1~2 个交界区,以免出现关闭不全。如交界区的腱索融合、增厚和 / 或乳头肌缩短、增粗时也可适当切开,切开后向右心室内注射生理盐水,观察瓣叶的对合及其活动度;也可用人工瓣环来进行成形,有助于瓣环的对合。术后行超声心动图检查,如仍有中至重度 TR,应该改行三尖瓣置换术。

第二节　三尖瓣置换术

三尖瓣置换术常用于三尖瓣感染性心内膜炎、三尖瓣关闭不全修复失败、不可重建的风湿性三尖瓣病变等导致的三尖瓣结构严重破坏及原先置入的人工瓣膜失功能等情况。

手术方法:沿前瓣叶及后瓣叶基底部切除瓣叶,保留 2~3mm 的边缘,笔者中心一般保留隔瓣叶及其瓣下结构。采用带垫片的 2-0 涤纶缝线沿前瓣和后瓣区环的纤维环做间断褥式缝合,将缝针的垫片置于心房侧。在隔瓣环,缝线尽量采用带垫片的 3-0 聚丙烯缝线,垫片置于心室侧,由隔瓣环边缘进针,穿过瓣环,此处应特别注意避免损伤传导组织,不仅要注意减少缝线对组织的切割,也要预防缝合环对房室结的压迫,打结时一定要注意力度,避免断线。缝合顺序可考虑从三尖瓣环 12 点位置逆时针缝合至 5~6 点位置,然后再顺时针完成剩余位置的置线,通常需要缝 12~15 针(图 6-2-1)。将缝线穿过人工瓣膜的缝合环,入座后打结。打结顺序建议先完成隔瓣侧(图 6-2-2)。

选择人工瓣膜时,不仅要根据三尖瓣瓣环的大小,还应考虑右心室心腔的大小。一般在三尖瓣位置常放置较大号的瓣膜(内径宜超过 27mm)。由于三尖瓣处于低压腔,因此人工瓣膜血栓形成和造成人工瓣膜机械功能障碍的发生率远较二尖瓣置换术高,一般主张采用生物瓣膜,操作要点详见第五章第二节二尖瓣置换术。目前可选择的生物瓣膜有猪主动脉瓣膜和牛心包生物瓣膜,如 Mosaic 猪主动脉瓣膜、Carpentier-Edwards Perimount、Magna 牛心包瓣膜、普惠牛心包瓣膜及金氏生物瓣膜等。三尖瓣置换术易伤及房室结及其传导组织,术后应常规放置心内膜或心外膜临时起搏电极。

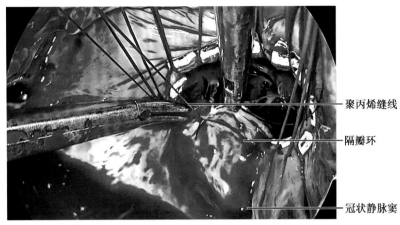

图 6-2-1　三尖瓣置换术

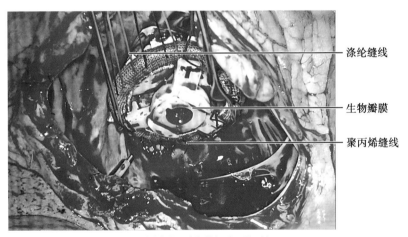

图 6-2-2　三尖瓣人工瓣膜入座后打结
入座后打结,打结顺序建议先完成隔瓣侧。

第三节　三尖瓣再次手术

孤立性三尖瓣再次手术主要见于左心瓣膜置换术后三尖瓣重度关闭不全、人工瓣膜置换术后生物瓣膜衰败或机械瓣膜功能障碍、三尖瓣修复术后复发等(图 6-3-1)。三尖瓣病变后会引起右心房和右心室增大,出现右心功能不全或衰竭。

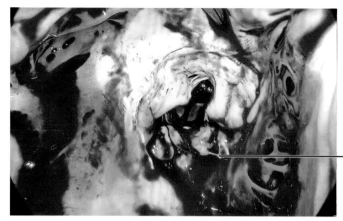

原De Vega瓣环
修复术残迹

图 6-3-1　左心瓣膜置换术后三尖瓣关闭不全

　　三尖瓣再次手术如果仍采用胸部正中劈开的方式,在开胸和分离黏连时很容易造成右心房或右心室损伤出血,甚至发生大出血引起致命损伤。全胸腔镜下进行三尖瓣再次手术,避免了胸骨正中开胸手术带来的风险,减少了分离严重黏连的手术时间,有减少出血、使用并行循环不停搏、有利于对心肌和器官的保护且可以观察缝线可能误损伤传导束的优势(视频 17)。术中注意的要点如下。

　　1. 在右前胸壁打孔　分别为:主操作孔(锁骨中线第 4 肋间长 3~4cm);辅助孔(腋前线第 3 肋间长 2cm);腔镜孔(腋前线第 5 肋间长 1cm)。

　　2. 分离右肺与胸壁、心包的黏连　黏连带应用电烙烧灼,粗的黏连带需行缝扎。在分离黏连时应尽力避免损伤肺组织,如果损伤肺泡漏气则应仔细带垫片缝合,以免术后发生气胸。注意右侧乳内动静脉的保护。如果黏连比较明显时可进行体外循环、左肺单侧通气、心脏处于空跳情况下更易显露操作(图6-3-2)。

视 频 **17** 全
胸腔镜不停
跳再次三尖
瓣修复术

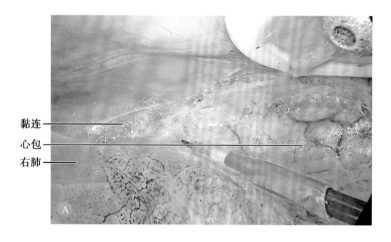

黏连
心包
右肺

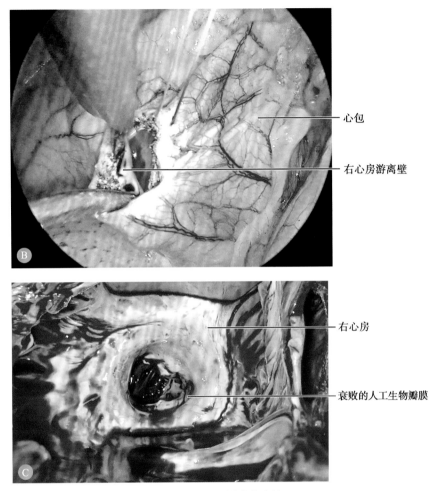

图 6-3-2　三尖瓣置换术后人工瓣膜失功能
A. 分离右肺与心包的黏连;B. 将心包与右心房壁一起切开;C. 可见衰败的人工瓣膜。

3. 心包与右心房的黏连不需要分离,可以一并切开。此时需要注意切开的位置,如过高、过后容易损伤窦房结,如过前则容易损伤右房室沟内的右冠状动脉主干。为避免分离上腔静脉的黏连,通常不进行上腔静脉插管引流。在患者体重<70kg 时,下腔静脉使用28Fr 单极插管,调整到合适的位置,辅以适当体外循环负压辅助静脉引流技术(负压控制在 −30~−15mmHg),体位进一步头高、左斜,即能创造一个满意的术野。对于体重过大或者下腔静脉细小的患者,可在术前由麻醉医师行经皮单侧或双侧颈内静脉穿刺置管替代上腔静脉引流。

4. 术中只进行并行体外循环,不阻断上下腔静脉和升主动脉,心脏不停搏。开始体外循环后即适当降温,术中鼻咽温度维持在 33~35℃,使用 β 受体阻滞剂将心率维持在 20~50次 /min,平均动脉压 50~90mmHg,流量 50~70ml/kg。不停搏下对缝合技术要求较高,但也有利于观察是否损伤传导系统,如遇不规则心房颤动心律变为整齐缓慢心律,需高度怀疑发生传导阻滞,应及时检查。

5. 心脏不停搏手术,术中右心室的血流会通过三尖瓣瓣口关闭不全回到右心房,必要时可通过腔镜孔向右心房放置一条第三吸引管,用于排空反流的血液。

6. 保证充分的静脉引流维持术野清晰是全胸腔镜下不停搏再次三尖瓣手术的关键。由于是再次手术,右心游离壁黏连固定,建议瓣环缝线使用 3-0 聚丙烯缝线(图 6-3-3)。

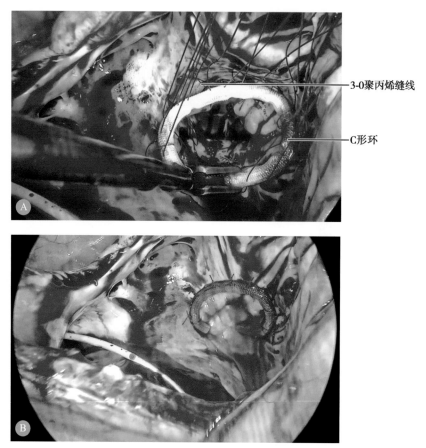

图 6-3-3　再次手术时三尖瓣修复术
A. 置入人工成形环;B. 注水试验。

7. 三尖瓣再次手术可行三尖瓣修复术或三尖瓣置换术。心内操作即将完成时开始复温,缝合完右心房、复温满意后,逐渐减流量终止体循环。

8. 再次手术放置心外膜临时起搏电极很困难,故可以在术前由麻醉师经颈静脉穿刺留置心内膜临时起搏电极,术中将电极在可视情况下放入右心室(图 6-3-4A),对于三尖瓣置换人工机械瓣膜时,可将起搏电极置入冠状静脉窦口足够深度,通过接触左心室后壁起搏(图6-3-4B)。

在全胸腔镜下行三尖瓣再次手术创伤较小,出血少,术后疼痛反应轻。特别是在心脏不停搏下的三尖瓣手术避免了再灌注损伤,并行循环时间缩短,缩短了手术时间,有利于患者的恢复,是三尖瓣再次手术的最佳选择方法之一。

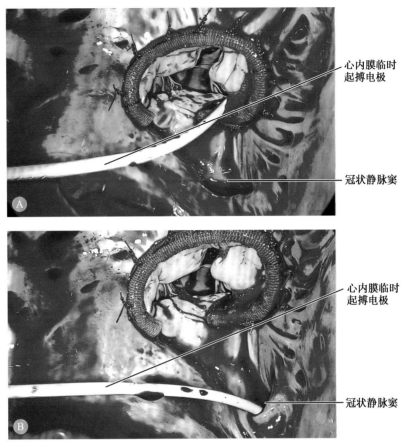

图 6-3-4　留置心内膜临时起搏电极
A. 将临时起搏电极放入右心室；B. 将临时起搏电极放入冠状静脉窦。

第四节　疗 效 分 析

一、三尖瓣修复术

目前全胸腔镜下行三尖瓣修复术的大宗报道比较少，更缺乏多中心研究及长期随访的结果。张晓慎等报道 255 例三尖瓣关闭不全病例在胸腔镜下进行手术的结果。其中 237 例进行了三尖瓣修复术：De Vega 瓣环修复术 16 例，Kays 瓣环修复术 40 例，三尖瓣人工瓣环修复术 181 例。Kays 瓣环修复术手术方法较为简单，胸腔镜下暴露较好，花费的时间最短。在全胸腔镜下进行 De Vega 瓣环修复术时，瓣口大小控制比较困难，手术时间也与人工瓣环修复术相近。目前大量研究表明，三尖瓣 De Vega 瓣环修复术后复发率较高，因此，早期在胸腔镜下单用的 De Vega 瓣环修复方法目前已经弃用。对于三尖瓣关闭不全的外科治疗，使用三尖瓣人工修复环是一种有效的、长期效果较好的方法。术中采用修复环的方法不会

131

过度延长主动脉阻断时间,而且进行三尖瓣人工瓣环修复术,基本可以在主动脉阻断开放后进行,或者置入三尖瓣人工瓣环缝线后则开放主动脉阻断钳,人工瓣环置线及打结可在心脏复跳下进行,这样可以缩短主动脉阻断时间。目前国内外三尖瓣修复手术的指征较以前更为宽松,认为对轻度关闭不全的患者,采用三尖瓣瓣环直径大小作为判断三尖瓣修复手术的指征有助于减少这些患者术后中至重度关闭不全的发生。因此,对于三尖瓣瓣环明显扩大者,均使用三尖瓣人工修复环(弹性环)进行修复手术。在全胸腔镜下也可以进行三尖瓣前瓣加宽、人工腱索置入、缘对缘缝合等综合复杂的三尖瓣修复技术。

237 例三尖瓣修复术中,随访 198 例,失访 39 例,术后 3 个月复查超声心动图,重度关闭不全 2 例(1.01%),中度关闭不全 6 例(3.03%),轻度关闭不全 130 例(65.66%),无关闭不全 60 例(30.30%)。

二、三尖瓣置换术

黄宏前等报道 43 例全胸腔镜心脏不停搏下再次三尖瓣手术的经验,行三尖瓣置换术 21 例,三尖瓣修复术 22 例,全组术后院内死亡 4 例(9.3%)。张晓慎等报道全胸腔镜下体外循环三尖瓣外科手术 255 例,其中三尖瓣置换术 18 例。18 例中有 11 例接受随访 3 个月,10 例人工生物瓣膜功能正常,1 例机械瓣膜置换术后 2 个月形成血栓,机械瓣膜轻至中度梗阻,该例患者国际标准化比值一直控制在 2.0 以上,但 2 个月后仍然形成了血栓梗阻。

由于右心系统血流动力学的特点,机械瓣膜形成血栓梗阻的发生率较高,人工生物瓣膜不需要长期抗凝,在三尖瓣位置宜选用人工生物瓣膜。

三、三尖瓣再次手术

黄宏前等报道在全胸腔镜下不停搏再次三尖瓣手术的经验,采用的方法是不阻断主动脉和腔静脉,不需要分离心包黏连,直接从心包外切开右心房,使用股静脉 15~30mmHg 负压抽吸,艾司洛尔控制心率至 20 次 /min,完全可以取得一个暴露良好的手术视野。以往对于三尖瓣再次手术,外科医师和患者都较为保守,这就可能导致患者长期严重的右心功能不全和肝肾功能损害,常规再次经胸骨正中开胸处理三尖瓣病变的患者 30 天死亡率高达 5%~26%。经右胸腔入路再次手术处理三尖瓣病变,包括前外侧小切口、右胸腔镜辅助小切口等入路均取得良好的近中期结果。随着全胸腔镜心脏手术技术的日益成熟和推广应用,全胸腔镜下三尖瓣再次手术不失为一种手术方法选择,有望降低三尖瓣再次手术的风险,提高生存率。

(张晓慎　梁贵友)

参 考 文 献

[1] NISHIMURA R A, OTTO C M, BONOW R O, et al. 2017 AHA/ACC Focused Update of the 2014 AHA/
ACC Guideline for the Management of Patients With Valvular Heart Disease: A Report of the American

College of Cardiology/American Heart Association Task Force on Clinical Practice Guidelines [J]. J Am Coll Cardiol, 2017, 70 (2): 252-289.

［2］黄焕雷. 重视三尖瓣关闭不全的处理 [J]. 岭南心血管病杂志, 2015, 21 (2): 146-148.

［3］潘世伟. 胡盛寿. 继发性三尖瓣关闭不全的外科治疗进展 [J]. 中国胸心血管外科临床杂志, 2012, 19 (2): 185-188.

［4］郑也, 潘世伟, 孟红, 等. 风湿性三尖瓣疾病修复术的中期疗效 [J]. 中华胸心血管外科杂志, 2017, 33 (12): 716-720.

［5］祝岩, 王辉山, 金岩. 功能性三尖瓣关闭不全的治疗策略 [J]. 中华胸心血管外科杂志, 2015, 31 (10): 585-589.

［6］张晓慎, 刘菁, 陈寄梅, 等. 完全胸腔镜下体外循环三尖瓣修复外科手术 [J]. 实用医院临床杂志, 2016, 13 (1): 7-10.

［7］陈菲, 邵涓涓, 毛斌. 三尖瓣替换术后早期并发症和死亡的危险因素分析 [J]. 中华胸心血管外科杂志, 2019, 35 (4): 227-231.

［8］BUZZATTI N, IACI G, TARAMASSO M, et al. Long-term outcomes of tricuspid valve replacement after previous left-side heart surgery [J]. Eur J Cardiothorac Surg, 2014, 46 (4): 713-719.

［9］黄宏前, 曾庆诗. 双侧颈内静脉置管引流用于全胸腔镜不停搏再次三尖瓣手术的经验 [J]. 岭南心血管病杂志, 2017, 23 (6): 704-707.

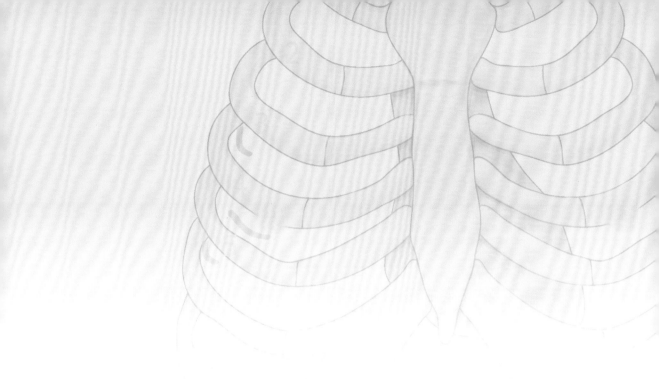

第七章

全胸腔镜外科治疗先天性心脏病

第一节　房间隔缺损修补术

房间隔缺损（atrial septal defect，ASD）简称房缺，是最常见的一种先天性心脏病（图 7-1-1），

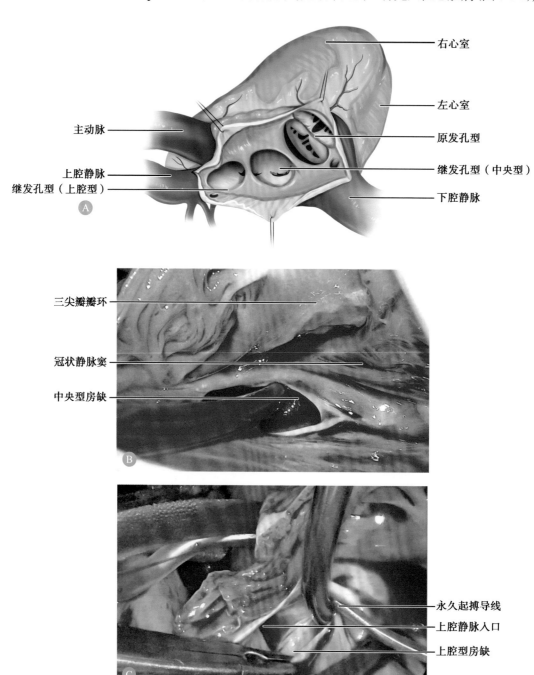

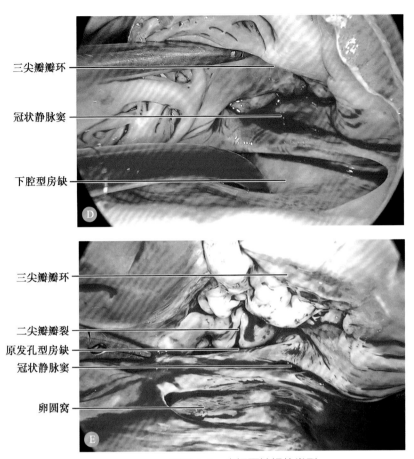

三尖瓣瓣环

冠状静脉窦

下腔型房缺

三尖瓣瓣环

二尖瓣瓣裂
原发孔型房缺
冠状静脉窦

卵圆窝

图 7-1-1　房间隔缺损的类型

A. 房间隔缺损示意；B. 中央型房缺；C. 上腔型房缺；D. 下腔型房缺；E. 原发孔型房缺。

随着导管介入封堵技术的进步，大多数较小的房缺已成为微创治疗的第一选择，然而对于一些原发孔型、缺损大、缺少锚定边缘、左心房小及合并其他先天性畸形、严重瓣膜病变等情况的房缺仍需进行外科手术。近年来微创技术逐渐应用于心血管外科领域，右侧前外侧小切口、胸腔镜辅助微创小切口、达芬奇机器人及全胸腔镜等微创技术对于合并复杂病变的房缺手术获得了令人满意的成功率，较传统胸骨正中开胸手术进一步减少了创伤和并发症。

　　房间隔缺损行胸腔镜下修复手术的适应证、禁忌证和传统开胸手术的基本相同，禁忌证还应考虑体重<15kg、过度肥胖、入路胸腔严重黏连、合并严重胸廓畸形、合并严重血管病变等情况。手术方法与步骤如下（视频18）。

　　1. 患者取左侧半卧位，将其右侧胸部垫高 20°~30°，右上肢外展上举，安置体外除颤电极。

　　2. 采用静脉 - 吸入复合麻醉（简称静吸复合麻醉），双腔气管插管，置入食管超声探头，行心脏超声检查。全身肝素化，采用股动、静脉插管建立体外循环。

　　3. **手术入路**　主操作孔位于右胸骨旁第 3 或第 4 肋间，长 1.0~2.0cm；辅助操作孔位于右腋前线第 3 肋间，长 1.0~2.0cm；腔镜孔位于腋前线第 5 肋间，长约 1.0cm。切口放置保护套。

4. 开始体外循环,心脏处于空跳状况,纵行切开心包,并牵引固定,显露心脏。上、下腔静脉套阻断带,上腔静脉插管,主动脉根部缝荷包缝线,穿刺插入停搏液灌注针。

5. 阻断上、下腔静脉及主动脉,主动脉根部灌注心脏停搏液。纵行切开右心房,探查心内结构,包括房缺大小、部位,是否合并二尖瓣病变、肺静脉异位引流、三尖瓣瓣环大小及关闭不全的程度(图7-1-2)。

视频 18
全胸腔镜房
间隔缺损修
补术

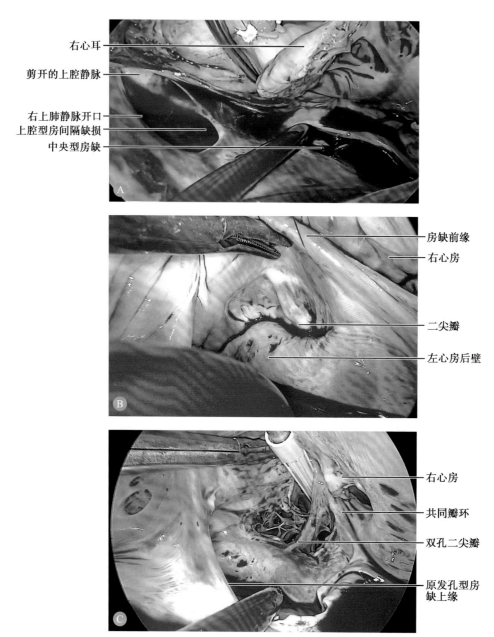

图 7-1-2　探查房间隔缺损及是否合并畸形
A. 可见房缺;B. 通过房缺探查二尖瓣情况;C. 原发孔型房缺合并先天性双孔二尖瓣。

6. 对较小房缺可考虑直接缝合，但对于超过 1cm 的较大房缺，取相应大小的牛心包片，用 4-0 聚丙烯缝线连续缝闭房缺。建议在房缺下缘缝合 1 针固定心包片后，先进行房缺后缘的缝合至上缘，然后再缝合房缺前缘至上缘，最后打结时膨肺排除左心气体。

7. 较大房缺的成人患者，应注意术前房室瓣的经食管超声监测及术中探查：若术前经食管超声显示二尖瓣有关闭不全且对合高度<3mm、左心室较小的情况，单纯修补房缺后由于二尖瓣瓣环扩张势必导致二尖瓣关闭不全进一步加重，故需考虑同期行二尖瓣瓣环成形术；若右心房明显增大，三尖瓣瓣环明显扩张，或存在三尖瓣关闭不全，须同期行三尖瓣人工瓣环成形术，最后关闭右心房切口（图 7-1-3）。

8. 开放主动脉阻断钳，心脏复跳，行体外循环复温后撤除主动脉根部灌注管、上腔静脉插管及撤除股动静脉插管，仔细检查无切口出血，缝合部分心包，关闭切口，置胸腔闭式引流管，结束手术。

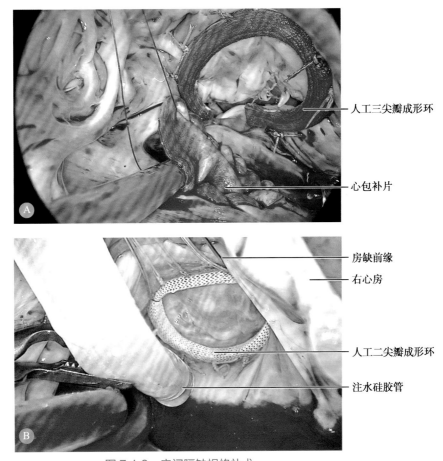

图 7-1-3　房间隔缺损修补术
A. 缝闭房缺，同时行三尖瓣人工瓣环成形术；B. 经房缺行二尖瓣人工瓣环成形术。

9. 如果采用心脏不停搏房间隔缺损修补术，则可以省去升主动脉阻断及主动脉根部灌注心脏停搏液，省去了开放复跳、复温，并行辅助循环的过程，节省了时间。但是不停搏导致的术野显露差、气体进入体循环、缝合困难及组织撕裂等情况必须引起重视。术中注意保持左心房的血平面,不要过低,术野充盈二氧化碳以免气体进入左心室。如果心跳太快,影响心内操作,麻醉师则可用药物减慢心跳。

除了合并对合不良的房室瓣关闭不全以外,继发孔型房缺常见的合并心脏畸形为部分肺静脉异位引流,术中应仔细探查,如右肺静脉开口在右心房时,可在修补房间隔缺损时使用较大心包补片将其隔入左心房(图 7-1-4)。

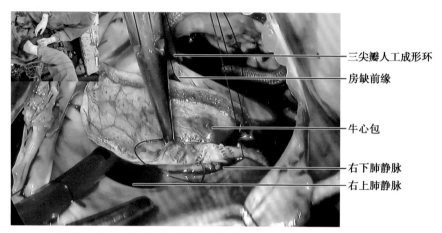

图 7-1-4 心内型部分肺静脉异位引流矫治术

若患者的右上肺静脉开口于上腔静脉,在胸腔镜下矫治存在一定的难度(图 7-1-5)。由于涉及上腔静脉的操作,升主动脉阻断钳及灌注针置入必须经胸骨旁第 2 肋间"打孔"后进行(图 7-1-6)。矫治的基本方法为:右上肺静脉位置较低时可考虑切开上腔静脉,先使用"内隧道补片"的方法矫治心内畸形,然后使用补片扩大上腔静脉避免引起狭窄(图 7-1-7);少数患者右上肺静脉位置较高,则必须考虑行 Warden 手术(图 7-1-8、视频 19)。

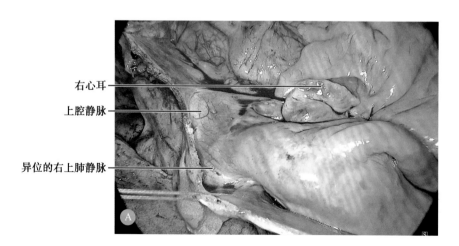

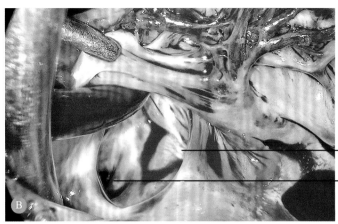

图 7-1-5　肺静脉—上腔静脉异位引流

A. 心包内解剖;B. 心内解剖。

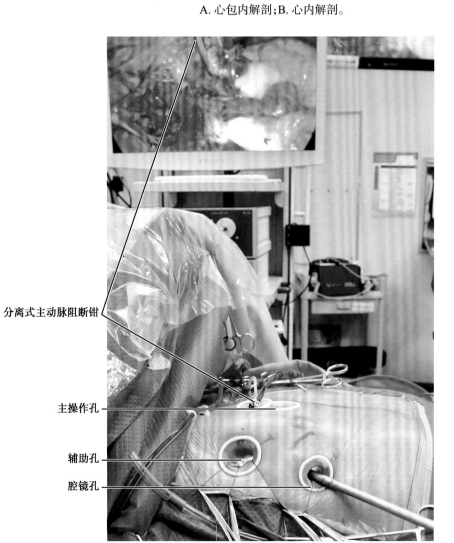

图 7-1-6　手术入路

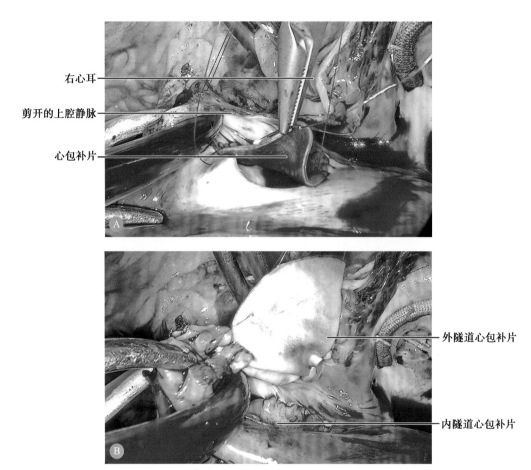

右心耳

剪开的上腔静脉

心包补片

外隧道心包补片

内隧道心包补片

图 7-1-7　"内隧道补片"矫治部分肺静脉异位引流
A. 内隧道补片；B. 扩大修复上腔静脉。

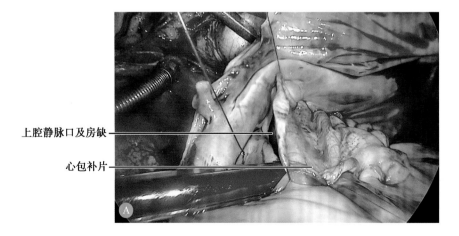

上腔静脉口及房缺

心包补片

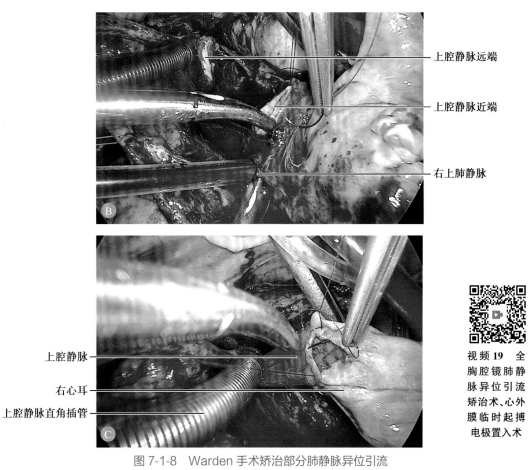

图 7-1-8　Warden 手术矫治部分肺静脉异位引流

A. 用补片将上腔静脉开口通过房缺隔入左心房；B. 切断并缝闭上腔静脉近端；
C. 将包含异位引流的上腔静脉远端与右心耳吻合。

视频 19　全胸腔镜肺静脉异位引流矫治术、心外膜临时起搏电极置入术

第二节　室间隔缺损修补术

室间隔缺损是心室水平左向右分流的一种常见先天性心脏病。由于室间隔缺损的位置变化比较大，部分室间隔缺损位置较隐蔽或者位置较高，全胸腔镜操作不易暴露，因此，仅有不适合介入治疗的单纯膜周部室间隔缺损才被推荐行常规全胸腔镜下手术治疗。手术方法与步骤如下。

1. 患者取左侧半卧位，将其右侧胸部垫高 20°~30°，右上肢外展上举，安置体外除颤电极。

2. 采用静吸复合麻醉，双腔气管插管，胸腔内操作时进行单肺通气，减少潮气量，增加呼吸频率通气。置入食管超声探头，行心脏超声检查。

3. 全身肝素化，采用股动、静脉插管，建立体外循环。

4. **手术入路**　主操作孔位于胸骨旁第 3 或第 4 肋间,长 1.0~2.0cm;辅助操作孔位于右腋中线第 4 肋间,长 1.0~2.0cm;腔镜孔位于腋前线第 5 肋间,长约 1.0cm,切口放置保护套。

5. 开始体外循环,纵行切开心包,并牵引固定,暴露心脏。行上腔静脉插管、上下腔静脉套阻断带、主动脉根部缝荷包缝线,穿刺插入心脏停搏液灌注针。

6. 阻断上、下腔静脉及主动脉,主动脉根部灌注心脏停搏液。纵行切开右心房,经三尖瓣隔瓣探查室间隔缺损。缝线牵引三尖瓣瓣叶,必要时行三尖瓣瓣叶切开,充分暴露室间隔缺损部位,避免修补处残余漏和传导阻滞的发生。对于隔瓣下的室间隔缺损,可沿缺损处向隔瓣环的垂直方向切开三尖瓣隔瓣,直至距瓣环 1~2mm,大多数情况下该切口能充分暴露略小的室间隔缺损全周,必要时也可适当的向上延长三尖瓣瓣叶切口至前隔交界处,显露心室漏斗部褶皱处,向下至室间隔缺损下角处,暴露室间隔缺损后下缘,从而更好地显露略大的室间隔缺损全周。

7. 根据室间隔缺损基底部大小选择修补方法,基底部小于 5mm,可采用带垫片直接缝合法。基底部超过 5mm 则需要用补片修补。有膜部瘤者需切开膜部瘤,切除部分瘤体,探查基底部室间隔缺损大小。术中采用牛心包或 0.5% 戊二醛处理的自体心包修剪成略大于缺损的补片进行间断带垫片法修补室间隔缺损(图 7-2-1)。也可以采用连线缝合的方法。修补完成后需对三尖瓣隔瓣切开处进行修复;打水测试三尖瓣瓣叶功能。

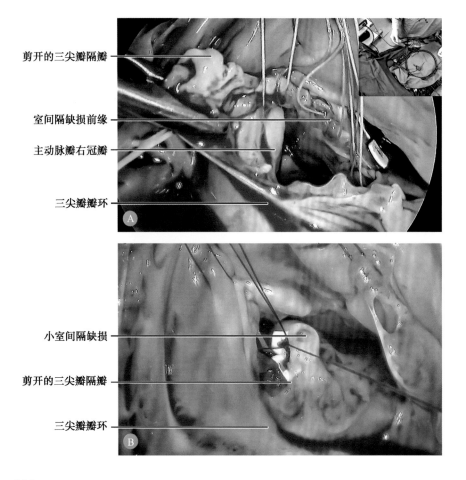

剪开的三尖瓣隔瓣

室间隔缺损前缘

主动脉瓣右冠瓣

三尖瓣瓣环

小室间隔缺损

剪开的三尖瓣隔瓣

三尖瓣瓣环

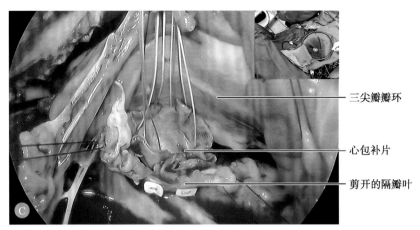

三尖瓣瓣环

心包补片

剪开的隔瓣叶

图 7-2-1　室间隔缺损修补术

A. 三尖瓣隔瓣后室间隔缺损;B. 直接缝合的小室间隔缺损;

C. 间断带垫片法修补膜周部室间隔缺损。

8. 缝合右心房切口,头低位,鼓肺排气,开放主动脉阻断钳,心脏复跳,并行体外循环复温后,撤除主动脉根部灌注管及上腔静脉插管,撤除股动静脉插管,仔细检查无切口出血,缝合部分心包,关闭切口,置胸腔闭式引流管,结束手术。

第三节　房室间隔缺损矫治术

临床上通常将房室间隔缺损分为部分型、过渡型和完全型三种病理类型。全胸腔镜微创房室间隔缺损矫治,多用于部分型房室间隔缺损和过渡型房室间隔缺损。

部分型房室间隔缺损主要包括原发孔房间隔缺损伴有或无房室瓣畸形,无室间隔缺损。过渡型房室间隔缺损介于部分型和完全型之间,有两组明确的房室瓣孔,原发性房间隔缺损和房室瓣下方室间隔缺损。患者的室间隔缺损常位于流入道室间隔,在室间隔嵴上没有明显的"裸区"(图 7-3-1)。大多数部分型房室间隔缺损患者症状出现较晚,多在体检时发现。原则上一经诊断明确均应进行手术治疗。手术方法与步骤如下:

1. 取左侧半卧位,右侧胸部垫高 20°~30°,右上肢外展上举,安置体外除颤电极。

2. 采用静吸复合全身麻醉,双腔气管插管,置入食管超声探头,行心脏超声检查。

3. 全身肝素化,采用股动、静脉插管建立体外循环。

4. **手术入路**　主操作孔位于胸骨旁第 3 或第 4 肋间,长约 1.0~2.0cm;辅助操作孔位于右腋中线第 4 肋间,长约 1.0~2.0cm;腔镜孔位于腋前线第 5 肋间,长约 1.0cm。切口放置保护套。

5. 开始体外循环,纵行切开心包,牵引固定,暴露心脏。上腔静脉插管,上下腔静脉套阻断带,主动脉根部缝荷包缝线,穿刺插入心脏停搏液灌注针。

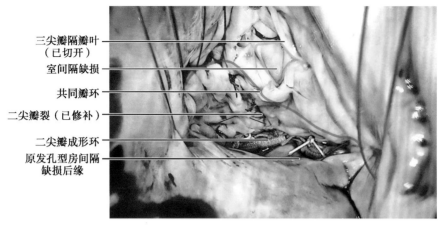

三尖瓣隔瓣叶
（已切开）
室间隔缺损
共同瓣环
二尖瓣裂（已修补）
二尖瓣成形环
原发孔型房间隔
缺损后缘

图 7-3-1　过渡型房室间隔缺损

6. 阻断上、下腔静脉及主动脉，主动脉根部灌注心脏停搏液。纵行切开右心房，暴露右心房内部结构。观察原发孔型房间隔缺损的位置和大小、二尖瓣的发育情况及有无二尖瓣前瓣裂及裂缺的长度，进一步探查有无室间隔缺损。

7. 如有二尖瓣前瓣叶裂，则用 5-0 聚丙烯缝线间断缝合裂缺。裂缺缝闭后，通过左心室注水试验观察二尖瓣的关闭情况，值得注意的是，成人的二尖瓣裂边缘经常明显增厚或者钙化，单纯缝合经常出现二尖瓣前瓣叶活动度明显降低而影响其运动及对合，必要的时候需要在缝合前进行增厚部分的"削薄"（图 7-3-2）。

8. 若左心室注水后发现瓣膜有反流，多为瓣环扩大所致，此时需要置入人工瓣环，行二尖瓣成形术。考虑到传导束的走行及为了防止造成左心室流出道狭窄，此时二尖瓣瓣环成形术建议使用半环及全软环（图 7-3-3）。

9. 用经处理的自体心包或牛心包片修补室缺及原发孔型房间隔缺损。用 4-0 聚丙烯缝线从二尖瓣瓣裂基底部中点开始，逆时针方向沿其瓣叶根部连续或间断缝合，逐渐过渡到房间隔缺损上缘；将另一头缝线连续沿瓣环根部直接转移至房间隔缺损边缘，顺时针方向缝至房间隔缺损上缘，会合后打结，将冠状静脉窦隔入右心房。缝合过程中注意勿伤及传导系统（图 7-3-4）。

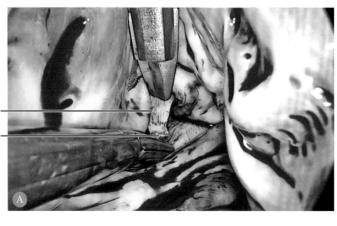

二尖瓣前瓣叶
裂缘增厚部分

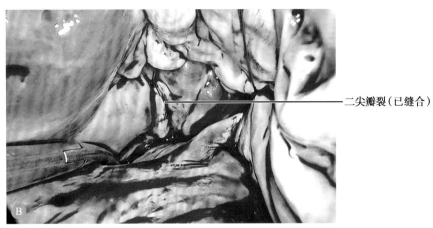

二尖瓣裂（已缝合）

图 7-3-2　二尖瓣瓣叶的处理

A. "削薄" 增厚的边缘；B. 缝合裂隙后行注水试验。

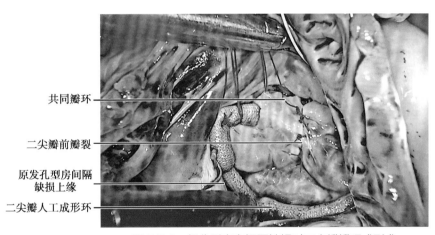

共同瓣环

二尖瓣前瓣裂

原发孔型房间隔
缺损上缘

二尖瓣人工成形环

图 7-3-3　部分型房室间隔缺损时二尖瓣瓣环成形术

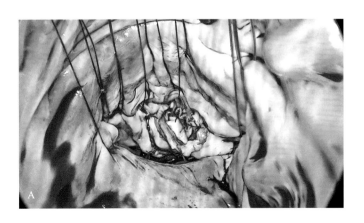

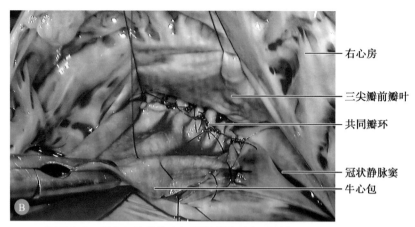

右心房

三尖瓣前瓣叶

共同瓣环

冠状静脉窦

牛心包

图 7-3-4　用心包片修补室间隔缺损和房间隔缺损
A. 修补室间隔缺损；B. 修补房间隔缺损。

10. 探查三尖瓣，部分病例因三尖瓣瓣环扩大，隔瓣叶裂缺或缺如而发生反流，需要同期进行三尖瓣成形术，瓣环成形术与常规三尖瓣成形手术无异。在隔瓣叶处注意入针深度要适度，术中必须留置临时起搏导线电极。

11. 关闭右心房，开放主动脉阻断钳，心脏复跳，并行体外循环复温后，撤除主动脉根部灌注管、上腔静脉插管及股动静脉插管，仔细检查无切口出血，缝合部分心包，关闭切口，置胸腔闭式引流管，结束手术。

（陆　华）

第四节　三房心矫治术

三房心是一种较罕见的先天性心脏畸形，一般是指左侧三房心，又称双腔左心房或共同肺静脉残腔。患者的左心房因胚胎发育障碍致左心房内残留纤维肌性隔膜，将左心房分隔为近侧腔与远侧腔，近侧腔即副房接纳所有肺静脉回流，故也称肺静脉共同腔。远侧腔包含左心耳及二尖瓣，属真性左心房。隔膜上常有一个或多个孔与近心房腔相交通（图 7-4-1）。

三房心的发病率占先天性心脏病的 0.1%~0.4%，男女之比约为 1.5∶1。三房心患者的自然预后不佳，多数重症患儿死于婴幼儿期，因此本病一经确诊，即应考虑手术治疗。但对副房与真性左心房之间交通口较大或副房和真性左心房之间有宽广交通的患者，其症状与大房间隔缺损相似，可择期手术。左心室发育不全者，选择手术应慎重。手术方法与步骤如下：

1. 患者取左侧半卧位，将其右侧胸部垫高 20°~30°，右上肢外展上举，安置体外除颤电极。

2. 采用静吸复合麻醉，双腔气管插管，置入食管超声探头，行心脏超声检查。

3. 全身肝素化，采用股动、静脉插管，建立体外循环。

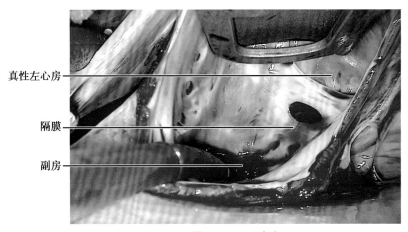

真性左心房

隔膜

副房

图 7-4-1　三房心

4. 手术入路　经右心房房间隔入路选择主操作孔位于胸骨旁第 3 或第 4 肋间,经房间沟左心房入路则选择主操作孔位于锁骨中线外 4 肋间,长 1.0~3.0cm,如无房间隔缺损、三尖瓣关闭不全等需要选择右心房入路同期手术者,笔者推荐后者,以便于使用左心房拉钩,能够更好地显露左心房结构。辅助孔位于右腋中线第 3 肋间,长 1.0~2.0cm。腔镜孔位于右腋前线第 5 肋间,长约 1.0cm。切口放置保护套。

5. 开始体外循环,纵行切开心包,并牵引固定,暴露心脏。上腔静脉插管,上、下腔静脉套阻断带,主动脉根部缝荷包缝线,穿刺插入停搏液灌注针。

6. 阻断上、下腔静脉及主动脉,主动脉根部灌注心脏停搏液。

7. 手术路径有两种,一种是经房间沟左心房路径,另一种是切开经右心房房间隔路径。

(1)经房间沟左心房路径:对于成人或年龄较大的儿童应用该切口一般有利于心内结构的显露。从右肺静脉前方如同二尖瓣手术的切口位置切开房间沟,此时切入部位一般为副房,牵开切口,显露副房的结构,确定四支肺静脉开口、左心房异常隔膜的位置、形态、交通口大小及有无房间隔缺损的存在。然后通过隔膜孔剪开隔膜,沿左下肺静脉开口方向,拉开隔膜后可更好地显露真性左心房结构,显露二尖瓣及左心耳。细心切除隔膜,在切除靠左心房外侧壁的隔膜时,应避免损伤左下肺静脉及二尖瓣瓣环。充分切除隔膜后,用聚丙烯线连续缝合残缘(图 7-4-2)。手术的关键是正确辨认心内结构,彻底切除左心房内异常纤维隔膜,同时矫正其他心血管并发畸形和避免损伤左心房壁。

(2)经右心房房间隔路径:对于三房心并发房间隔缺损的患者,此种切口较为方便。于右心房前外侧平行房室沟做一斜形切口,切开右心房后,探查有无房间隔缺损存在。如有房间隔缺损,可沿上下方向扩大房间隔缺损,显露左心房异常隔膜;如无房间隔缺损,则切开卵圆窝,进入左心房,注意观察二尖瓣、肺静脉开口的形态、位置及数目等,充分显露左心房后,将左心房内异常隔膜充分切除并缝合残缘,对并发畸形可同时予以矫正(图 7-4-3)。手术中应注意某些三房心患者的右心房既与副房相通,又与真性左心房相通,若缺损较大可用自体心包或牛心包补片修补房间隔缺损。

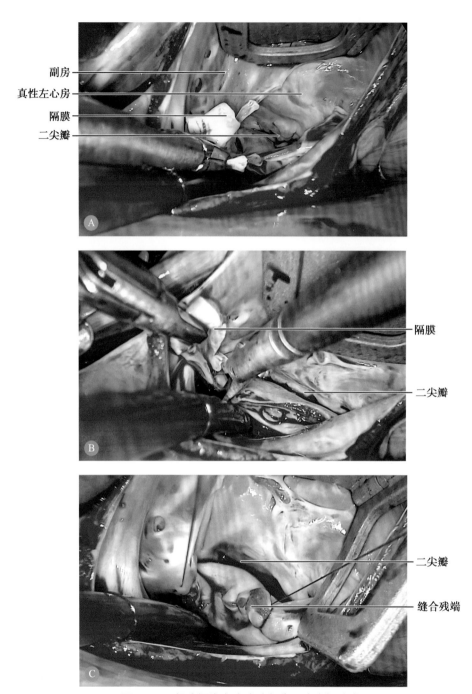

副房
真性左心房
隔膜
二尖瓣

隔膜

二尖瓣

二尖瓣

缝合残端

图 7-4-2　经房间沟左心房路径行三房心矫治术
A. 心内探查所见；B. 通过隔膜孔切除隔膜；C. 充分切除隔膜后，
用聚丙烯线连续缝合残缘。

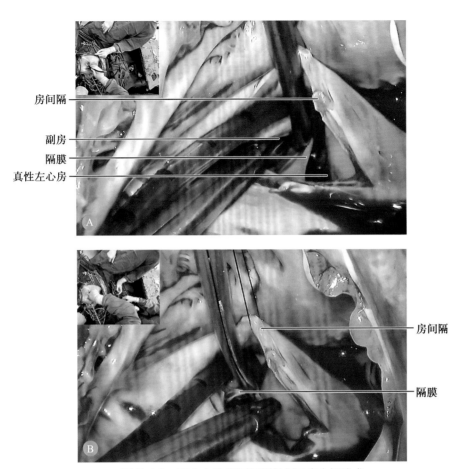

图 7-4-3　经右心房房间隔路径行三房心矫治术
A. 隔膜上有一个孔使副房与真性左心房相通；B. 剪除左心房内纤维肌性隔膜。

8. 缝合左心房或右心房切口,开放主动脉阻断钳,心脏复跳,并行体外循环复温后,撤除主动脉灌注管及上腔静脉插管,仔细检查无切口出血,缝闭部分心包,撤除股动静脉插管,关闭切口,置胸腔闭式引流管,结束手术。

第五节　主动脉窦瘤破裂修补术

主动脉窦瘤较为少见,一旦发生破裂,手术治疗是唯一有效的治疗方法,占心脏手术的0.4%~1.5%。主动脉窦瘤破裂开口起源以右冠窦最多见,起源于无冠窦次之。常合并室间隔缺损及主动脉瓣反流关闭不全。当主动脉窦瘤破裂入右心房,若病变的主动脉窦变形局限,同时不合并室间隔缺损及主动脉瓣反流的情况下,通过胸腔镜显露术野将非常理想,手术操作相对简单,可选择在全胸腔镜下进行修补手术。建议主操作孔选择在胸骨旁第 3 或第 4肋间。建立体外循环后,阻断升主动脉,直接切开右心房进行探查。切开瘤体,显露瘤颈周围正常组织,如窦瘤破口超过 0.8cm 应选择用补片修补以避免直接带垫片褥式缝合造成的主动脉窦变形,导致冠状动脉开口狭窄或主动脉瓣关闭不全。进出针必须在窦壁正常组织中,并且使用足够大的补片来加强受累的主动脉窦壁,并保证没有主动脉瓣解剖结构的扭曲和变形。心脏复跳后即可行食管超声检查以明确主动脉瓣有无关闭不全。

第六节 三尖瓣下移畸形矫治术

三尖瓣下移畸形又称埃布斯坦综合征(Ebstein anomaly,EA),是一种复杂的先天性心脏畸形,占先天性心脏病的 0.5%~1.0%。其主要病理改变是三尖瓣隔瓣叶和后瓣叶的下移(图7-6-1),导致三尖瓣关闭不全和右心室有效容积减少,EA 病变程度变异较大,可由轻度三尖瓣下移到三尖瓣及右心室极度发育异常的复杂心脏病。手术的目的是纠正三尖瓣反流,提高血氧饱和度,防止右心室功能衰竭。手术方式包括:解剖矫治术,一个半心室功能矫治术,三尖瓣修复术及三尖瓣置换术。针对房化右心室折叠的手术方式有横形折叠消除房化右心室腔(改良 Danielson 术式)、纵形折叠(Carpentier 术式)及锥形重建术。由于 EA 解剖变异大,因此无论是各种传统修复方式,还是近几年新兴的锥形重建手术,对严重畸形均难以取得满意的矫治效果。

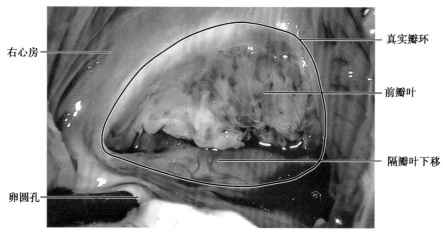

右心房　　真实瓣环　　前瓣叶　　隔瓣叶下移　　卵圆孔

图 7-6-1　三尖瓣下移畸形

由于成形手术操作较为繁琐,镜下操作更加繁琐,目前采用胸腔镜进行 EA 矫治的报道较少,所选择的病例均为三尖瓣下移程度较轻。笔者中心采用胸腔镜进行 EA 矫治均用横形折叠消除房化右心室腔的方式,此方式仅适用于前瓣叶增大,功能性右心室不太小的病例。其要点为主操作孔位于右锁骨中线外第 4 肋间,长 2.0~3.0cm。术式采用 Danielson 手术,即用带垫片的双头无创缝线,在后瓣叶和隔瓣叶下移的附着处安置间断褥式缝线,跨越并折叠穿过房化右心室壁,再缝入心房组织与变薄的心室壁的交界区,即原来的"痕迹"瓣环缝合,缝线针距要宽一些,这样缝线结扎后达到横形折叠消除房化右心室腔的目的,同时置入三尖瓣人工瓣环(图 7-6-2)。

若畸形严重,如隔瓣叶、后瓣叶和室间隔黏连融合,腱索和乳头肌附着异常及前瓣叶细小,或有多发性穿孔,交界区融合,形成狭窄等,无法施行修复术者,应做瓣膜置换术。行三尖瓣置换术的同时亦应行折叠术以消除房化右心室腔。

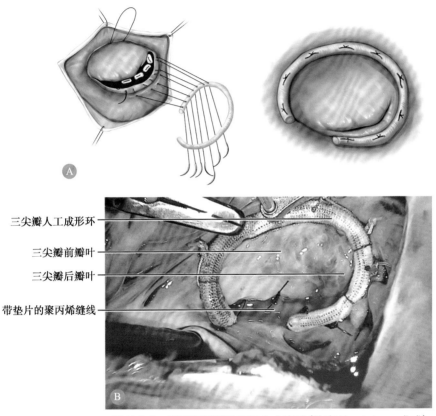

三尖瓣人工成形环

三尖瓣前瓣叶

三尖瓣后瓣叶

带垫片的聚丙烯缝线

图 7-6-2　横形折叠消除房化右心室腔(改良 Danielson 术式)
A. 手术示意;B. 置入三尖瓣人工瓣环后。

第七节　动脉导管关闭术

动脉导管未闭是最常见的先天性心脏病之一,约占先天性心脏病的 5%~10%,在早产儿的发生率更高,妊娠 24~25 周的早产儿甚至可高达 80%。对于在新生儿、婴幼儿期有明显血流动力学影响的未闭动脉导管,首先进行内科治疗,如内科用药效果不好或病情加重,出现心功能不全、呼吸功能不全、进食困难、体重不增时,需要进行积极的外科干预。由于患儿年龄小、体重轻、病情重,往往不适合介入封堵,外科治疗是唯一的选择。随着胸腔镜手术技术的发展,国内外许多中心开展了胸腔镜下动脉导管关闭术,证实了在胸腔镜下行不同年龄动脉导管未闭患儿动脉导管关闭术的可行性及其优势。张利兵等报道 22 例危重婴幼儿的结果显示,患儿术后均顺利出院,无出血,无喉返神经损伤,无残余分流。翁国星等报道 10 例新生儿均在胸腔镜下成功钳闭动脉导管,无导管或周围组织损伤出血等并发症。对于胸腔镜动脉导管关闭术的结果是否优于传统开胸手术,Stankowski 等作了 meta 分析,作者收集 821 篇有关手术关闭动脉导管的报道,其中有 11 篇比较完整地比较了两者的结果,结果显示,两种手术方法的死亡率无差异,严重的心血管方面的并发症也无差异,早期的随访结果也无差异。然而,胸腔镜手术的疼痛较轻,术后并发症较少,住院时间及重症监护室时间较短,花费较少。

(张晓慎　肖学钧)

参 考 文 献

［1］ 张晓慎, 郭惠明, 刘菁, 等. 完全胸腔镜下与胸骨切口直视房间隔缺损修补术的临床比较 [J]. 中华胸心血管外科杂志, 2014, 30 (3): 152-155.

［2］ 张建, 梁贵友, 刘达兴, 等. 3D 全胸腔镜不停跳房间隔缺损修补术 CUSUM 学习曲线分析 [J]. 中国内镜杂志, 2018, 24 (9): 11-16.

［3］ LEE H, YANG J H, JUN T G, et al. The mid-term results of thoracoscopic closure of atrial septal defects [J]. Korean Circ J, 2017, 47 (5): 769-775.

［4］ 阿布都乃比, 阿布都外里, 李俊红, 等. 全胸腔镜与胸骨正中开胸房间隔缺损修补术的对比研究 [J]. 中华胸心血管外科杂志, 2017, 33 (11): 663-665.

［5］ 田泽祥, 刘志平, 王坚, 等. 胸腔镜下修补术治疗房间隔缺损患者的效果及对 TNF-α、IL-6、ICAM-I、cTnI 的影响 [J]. 疑难病杂志, 2017, 16 (4): 348-351.

［6］ 徐学增, 易蔚, 李华, 等. 单中心全胸腔镜微创手术治疗先天性心脏病 2543 例临床分析 [J]. 中华外科杂志, 2016, 54 (8): 591-595.

［7］ 龙超众, 冯耀光, 贺大璞, 等. 全胸腔镜及常规开胸手术对成人房间隔缺损治疗的临床比较分析 [J]. 中国医师杂志, 2017, 19 (4): 568-570.

［8］ 贺必辉, 许铭, 宋来春, 等. 外科微创一站式治疗继发孔房间隔缺损的早中期结果 [J]. 中国心血管病研究, 2019, 17 (2): 178-180.

［9］ XU M, ZHU S, WANG X, et al. Two different minimally invasive techniques for female patients with atrial septal defects: totally thoracoscopic technique and right anterolateral thoracotomy technique [J]. Ann Thorac Cardiovasc Surg, 2015, 21 (5): 459-465.

［10］ 李俊红, 木拉提, 阿布都乃比, 等. 全胸腔镜与传统开胸手术治疗膜周部室间隔缺损的对比研究 [J]. 中国微创外科杂志, 2018, 18 (6): 505-508.

［11］ MA Z S, YANG C Y, DONG M F, et al. Totally thoracoscopic closure of ventricular septal defect without a robotically assisted surgical system: a summary of 119 cases [J]. J Thorac Cardiovasc Surg, 2014, 147 (3): 863-867.

［12］ 周天一, 金艳, 冯秋婷. 三房心合并瓣膜性心脏病一例 [J]. 中华老年心脑血管病杂志, 2019, 21 (2): 195-196.

［13］ 刘英梅, 吕函路, 韦育林. 超声心动图对三房心及合并畸形的诊断价值 [J]. 广东医学, 2016, 37 (10): 1533-1534.

［14］潘蕴, 成梦遇, 叶明, 等. 小儿先天性三房心外科诊治经验 [J]. 中华胸心血管外科杂志, 2016, 32 (6): 329-332.

［15］杨懋颖, 金自瑛, 李建华, 等. 三房心的诊断与外科治疗 [J]. 浙江医学, 2012, 34 (10): 783-785.

［16］SAXENA P, BURKHART H M, SCHAFF H V, et al. Surgical repair of cortriatriatum sinister: the Mayo Clinic 50-year experience [J]. Ann Thorac Surg, 2014, 97 (5): 1659-1663.

［17］OZYUKSEL A, YILDIRIM O, AVSAR M, et al. Surgical correction of cortriatriatum sinister in the paediatric population: mid-term results in 15 cases [J]. Eur J Cardiothorac Surg, 2015, 47 (1): e25-e28.

［18］翁国星, 陈志群, 鲍加银, 等. 电视胸腔镜下新生儿动脉导管未闭钳闭手术 10 例报告 [J]. 福建医科大学学报, 2010, 44 (5): 370-372.

［19］张利兵, 赵津亮, 周春龙, 等. 胸腔镜下动脉导管关闭术在危重婴幼儿患儿中的应用 [J]. 中华胸心血管外科杂志, 2020, 36 (5): 301-303.

［20］STANKOWSK T, ABOUL-HASSAN S S, MARCZAK J, et al. Is thoracossopic patent ductus arteriosus closure superior to convertional surgery？[J]. Interact Cardiovasc Thorac Surg, 2015, 15: 532-538.

［21］GARCIA A V, LUKISH J. Minimally invasive patent ductus arteriosus ligation [J]. Clin Perinatol, 2017, 44 (4): 763-771.

［22］俞世强, 汪钢, 蔡正杰, 等. 胸腔镜辅助三尖瓣环下移畸形矫治术 [J]. 第四军医大学学报, 2002, 23 (1): 86.

［23］张晓雅, 吴清玉, 董博, 等. 三尖瓣下移畸形 237 例手术治疗结果分析 [J]. 中华外科杂志, 2018, 56 (6): 418-421.

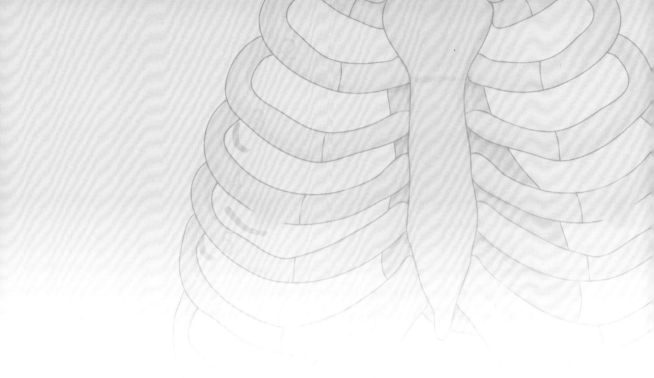

第八章

其他全胸腔镜心脏手术

第一节　胸腔镜下射频消融手术

心房颤动(以下简称"房颤")是一种常见的心律失常。流行病学结果显示,我国房颤患者约 900 万,发病率为 0.65%。房颤可明显增加脑卒中、心力衰竭和死亡风险。目前,房颤的治疗包括改善生活习惯、控制心率、抗凝治疗及复律治疗。复律治疗包括药物复律、电复律、导管射频消融复律和外科手术治疗。1986 年,Cox 发明了迷宫手术,对心房进行切割再缝合以隔离心房的异常兴奋灶,破坏其折返通路,可有效恢复窦性心律。但经典迷宫手术由于其操作复杂、出血多、创伤大,造成其推广受到限制。内科导管射频消融治疗因其创伤小的优点而被广泛开展,但单次消融的成功率低。2005 年,Wolf 首次进行胸腔镜辅助射频消融治疗术房颤,该术式兼容了经典迷宫手术和导管射频消融治疗的优点,创伤小、恢复快、疗效确切。目前全胸腔镜外科治疗房颤主要有两种方法:第一种方法是全胸腔镜辅助心外膜射频消融治疗孤立性房颤;第二种方法是全胸腔镜体外循环心脏手术时合并心内膜射频消融治疗房颤。

一、胸腔镜辅助心外膜射频消融治疗孤立性房颤

(一)手术适应证

1. 24 小时动态心电图诊断为:①阵发性房颤;②持续性房颤。

2. 至少服用 1 种抗心律失常药后仍有心悸、气短或头晕症状。

3. 排除瓣膜性心脏病、严重冠心病肥厚型心肌病和其他房颤继发疾病(如甲状腺功能亢进等)。

(二)手术相对禁忌证

1. 左右胸腔手术史,胸膜黏连史。

2. 心肺手术史。

3. 心房血栓史和左心房内径>55mm。

(三)消融策略

主要包括肺静脉隔离、左心房后壁隔离、神经节消融、左心耳切除和 Marshall 韧带离断。

(四)手术方法

患者全身麻醉,双腔气管插管,常规放置心内膜起搏电极连接起搏器备用。患者取平卧位,双腋下放置可充气 1 000ml 的气囊以分别抬高左、右腋窝,这样患者可以不需要变换体位,采用双侧前外胸壁各 2 个孔径完成。

1. 右前外侧胸壁打孔入路

(1)左肺单肺通气。

(2)右腋前线第 4 肋间做 2.5~3.0cm 切口作为主操作孔。

(3)右腋中线第 4 肋间做 1.0cm 切口作为腔镜孔。

（4）逐层进胸,在平行膈神经上 2.0cm 处切开心包,悬吊,显露心脏。

（5）钝性游离心包斜窦和横窦,经主操作孔用分离器(wolf dissector)经右下肺静脉—左心房顶导入 Atricure 双极消融钳,消融隔离右肺静脉 6~12 次,钳尖尽量向左心房顶左心耳方向靠近,以期在左侧消融时可以用双极钳连接,再用 Atricure 双极消融笔完成左心房顶部线性补充消融及双下肺静脉连接右中段消融。

（6）检查无活动性出血,逐层关胸,结束手术。

2. 左前外侧胸壁打孔入路

（1）右肺单肺通气。

（2）左腋中线第 4 肋间做 3cm 切口作为主操作孔。

（3）左腋中线第 3 肋间做 1.0cm 切口作为腔镜孔。

（4）逐层进胸,在平行膈神经下 2cm 处切开心包,悬吊,显露心脏左侧结构。

（5）继续游离左心房顶,切断 Marshall 韧带。

（6）经主操作孔插入分离器(wolf dissector),经左下肺静脉至左心房顶,通过导引管后,导入 Atricure 消融钳,钳尖尽量向左心房顶右侧靠近,消融隔离左肺静脉 2~4 次。

（7）用 Atricure 双极消融笔再次行左心房顶补充消融、左肺静脉—左心耳连线、双下肺静脉连线左侧段消融,形成左心房后壁"盒式"消融。

（8）用左心耳切割闭合器完整切除左心耳,如果仍有短残端,可用钛钳夹闭。

（9）检查无活动性出血,逐层关胸,结束手术。

此手术方法在非体外循环、心脏不停搏的情况下进行,避免了体外循环及心脏停搏带来的不良反应。手术创伤小、左心耳切除彻底、术后患者恢复快、窦性心律转复率优于内科导管射频治疗且效价比更高,适合在有胸腔镜心脏手术经验的中心开展应用。目前也有术者采取单侧胸壁入路进行心外膜射频消融治疗孤立性房颤。

二、全胸腔镜体外循环心脏手术时合并心内膜射频消融治疗心房颤动

心脏器质性疾病伴发心房颤动较为常见,多种改良迷宫手术目前已成为外科治疗持续性房颤的常规手段。下面介绍全胸腔镜体外循环心脏手术时合并心内膜射频消融治疗心房颤动(见视频 13)。

（一）手术适应证

1. 心脏瓣膜病变,无心脏手术史,左心房直径<70mm。

2. 术前 24 小时动态心电图证实房颤为持续性。

3. 有房颤伴发症状,并有手术复律愿望者,签署知情同意书。

（二）手术方法与步骤

1. 麻醉及体位与二尖瓣手术相同。常规放置心内、外膜起搏电极连接起搏器备用。

2. 股动、静脉插管,中度低温体外循环,心肌保护采用冷血停搏液顺行灌注或加用逆行灌注。多单用双极射频消融笔进行消融操作,但也可结合双极射频消融钳使用进行右侧肺静脉前庭、左心房后壁及峡部的消融,其优点是可以缩短手术时间、效果更加可靠,但是对于左心房顶和左肺静脉前庭的消融还需要依靠双极射频消融笔进行。笔者中心在缝闭左心

耳后进行消融,基本采用改良 Maze Ⅳ 消融路径,但是做了相应简化,每条路径消融 2~3 次。然后再行其他心脏外科手术(图 8-1-1)。

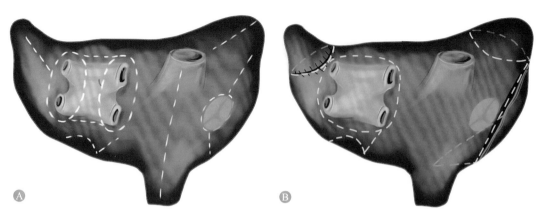

Ⓐ　　　　　　　　Ⓑ

图 8-1-1　体外循环下心房颤动射频消融治疗

A. Maze Ⅳ 消融路径;B. 改良 Maze Ⅳ 消融(简化法)路径。

3. 左心房消融路径　①心脏停搏后在右肺静脉前庭前方切开左心房,使用心房拉钩暴露左心房;②用 4-0 聚丙烯缝线连续双层缝闭左心耳;左心房巨大者可行左心房折叠术;③从切口上缘开始消融左心房后壁顶部,方向向左心耳根部 - 左肺静脉前庭间,消融左肺静脉前庭后,朝切口下缘方向进行左心房后壁底部消融;④左心房峡部消融:左心房切口下缘向二尖瓣瓣环 P2-P3 对应位置消融。注意瓣环位置消融应该尽量彻底,若该位置隔离不彻底引起的复发,内科介入消融将很难处理。若太靠近 P1 瓣环,有损伤冠状动脉旋支的风险(图 8-1-2)。

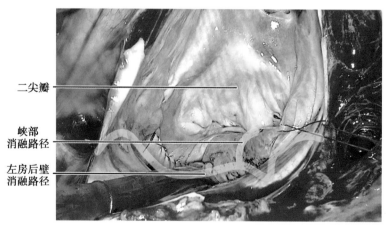

二尖瓣

峡部
消融路径

左房后壁
消融路径

图 8-1-2　左心房消融路径示意

左心房后壁消融路径应横贯整个左心房后壁,应尽量贴近左心耳缝闭处。
峡部消融路径应止于二尖瓣瓣环(绿色线条显示消融路径)。

4. 右心房消融路径　①右心房峡部射频消融:三尖瓣后 - 隔交界到冠状静脉窦下缘,然后延伸至下腔静脉开口,最后通过房间隔到达右心房切口后侧缘;②如未切开房间隔,则行上腔静脉开口—下腔静脉开口的房间隔消融；③右心房切口前缘中点至房室沟的消融可经心外膜进行，注意保护右冠状动脉主干；④使用射频消融装置隔离右心耳（图 8-1-3）。

5. 右心房消融完毕后，进行右心手术，放置临时起搏导线电极，缝闭右心房切口，检查无活动性出血，逐层关胸，结束手术。

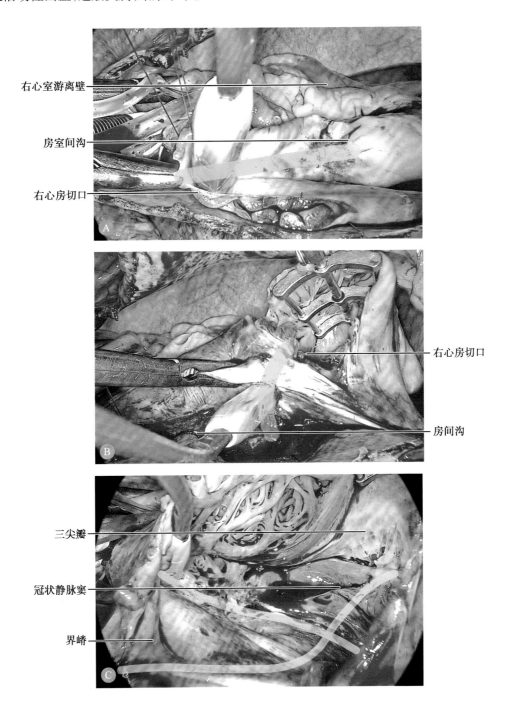

右心室游离壁

房室间沟

右心房切口

右心房切口

房间沟

三尖瓣

冠状静脉窦

界嵴

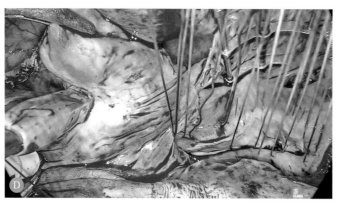

图 8-1-3　右心房消融路径示意
A. 右心房切口—房室沟路径;B. 右心房切口—房间沟路径;
C. 右心房内路径;D. 右心耳消融。绿色线条显示消融路径。

三、疗效分析

胸腔镜辅助心外膜射频消融治疗阵发性房颤是安全有效的方法。李浩杰等报道 72 例阵发性房颤的 3 个月、6 个月、1 年、2 年、3 年的窦性心律维持率分别为 91.3%、84.1%、75.8%、73.9% 和 73.9%,免于抗心律失常药的总体窦性心律维持率为 62.3%。多因素分析显示左心房前后径>40mm 是术后房颤复发的独立危险因素。刘健等报道全胸腔镜改良 Maze 术治疗 30 例非阵发性房颤患者的结果显示,术后 16 例(53.3%) 为窦性心律,9 例(30%) 为房颤心律,5 例(16.7%) 为心房扑动。所有患者术后全部获得随访,随访(6.9±2.5) 个月,再次复查心电图显示 20 例(66%) 维持窦性心律,均经 24 小时动态心电图证实,且患者均无心悸、胸闷等自觉症状。刘典晓等报道 21 例胸腔镜辅助心外膜射频消融联合左心耳闭合治疗孤立性房颤,术后 12 个月房颤心律 3 例,总有效率约为 85.7%。马南等报道 353 例微创消融术 2 年随访结果显示,术后 342 例完成随访(97.0%),随访 3~60 个月,平均(25.0±15.1) 个月,308 例(90.1%)维持窦性心律,285 例(83.3%) 术后停用抗心律失常药并能维持窦性心律。阵发性房颤患者窦性心律转复率为 93.3%(168/180),持续性心房颤动的窦性心律转复率为 87.9%(80/91),长程持续性房颤患者的窦性心律转复率为 84.5%(60/71)。笔者认为,房颤复律治疗成功的关键是消融的路径和消融线的质量。合适的左心房线性消融应该与经典迷宫手术一样分割左心房组织、阻止大返折环的形成,如果使用双极射频消融笔,因其透壁性及连续性要差于双极射频消融钳,故术中操作需要更为仔细和耐心。

目前有关全胸腔镜下行二尖瓣手术或心脏其他手术合并射频消融治疗房颤尚未见大组报道。Rodriquez 等报道机器人辅助 Cox-Maze Ⅲ冷冻法治疗房颤的结果显示,550 余例患者中,200 例行二尖瓣修复术同时行机器人辅助 Cox-Maze Ⅲ冷冻法治疗房颤,6 个月后 91% 的病例免于房颤;93 例行单纯机器人辅助 Cox-Maze Ⅲ冷冻法治疗 6 个月后 89% 的病例免于房颤,1 年后 90% 的病例免于房颤。

第二节　左心耳缝闭术

左心耳缝闭术在大多数情况下是外科治疗心房颤动过程中的一部分。心房颤动时左心耳内容易形成血栓,血栓脱落可引起脑卒中或周围动脉栓塞。左心耳缝闭后左心房内膜则较为光滑,减少了血栓形成的机会,有助于预防血栓栓塞。一般在消融治疗的同时行左心耳缝闭术。手术方法与步骤如下:

1. 左心耳缝闭术采用 4-0 聚丙烯缝线,分两层予以缝闭,首先确定左心耳的顶部边缘,然后由上而下沿着较厚的基底部组织连续缝合,第一针缝合后打结,拉紧缝线以免留有间隙。

2. 注意进针不宜过深以防损伤冠状动脉回旋支,同时应离二尖瓣环有一定距离,避免撕裂组织。

3. 第一层缝线缝至左心耳基底部将其覆盖,拉紧缝线,然后缝线向上连续缝合,进出针应在第一层缝线相邻两针之间,缝至第一层缝线起始部位时与第一层缝线打结(图 8-2-1)。

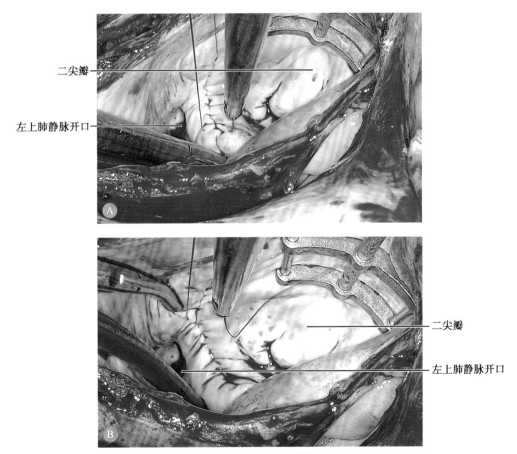

二尖瓣
左上肺静脉开口

二尖瓣
左上肺静脉开口

图 8-2-1　左心耳缝闭术
A. 第一层缝合;B. 第二层加固缝合。

4. 采用荷包缝合的方法缝闭左心耳，由于张力过高且有可能留有空隙，不能完全缝闭，此法一般不宜使用。

第三节　心脏肿瘤切除术

心脏的原发性肿瘤较为少见，最常见的是黏液瘤、脂肪瘤或乳头肌弹性纤维瘤，心脏超声心动图能予以诊断。黏液瘤通常为良性，可发生于心脏各心房、心室腔内，以左心房最多见。80%起源于左心房近卵圆窝部位，90%带蒂。一般为单发心脏黏液瘤，少见多发者。如果黏液瘤较大有可能随心脏收缩，堵塞二尖瓣瓣口(图8-3-1)。另外，黏液瘤有可能脱落造成脑卒中或周围动脉栓塞。因此一经确诊，手术是唯一有效的治疗方法。以下介绍全胸腔镜下心房黏液瘤切除术(视频20)。

一、手术方法与步骤

1. 患者全身麻醉，双腔气管插管，取仰卧位，右侧胸壁垫高20°~30°，右上肢抬高并固定手于头侧。建立体外循环。

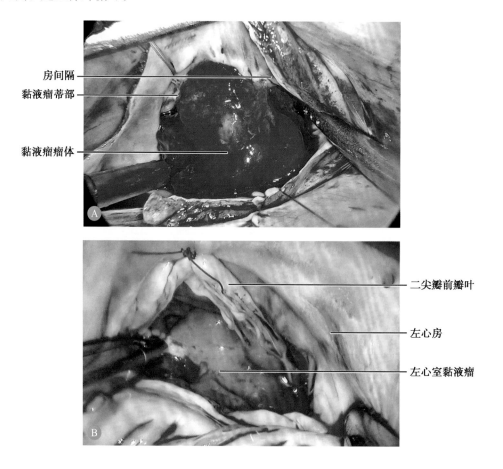

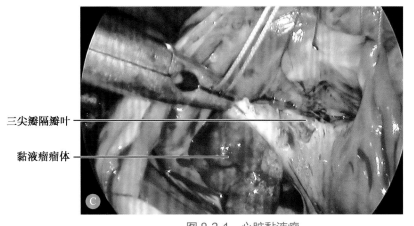

视频 20　全胸腔镜左心房黏液瘤摘除术

图 8-3-1　心脏黏液瘤

A. 左心房近卵圆窝部位黏液瘤；B. 左心室黏液瘤；C. 三尖瓣隔瓣叶黏液瘤。

2. 右侧胸壁做 3 个 1.5~2.0cm 的孔，放置切口保护套。如采用左心房切口可采用主操作孔在第 4 肋间左锁骨中线外的入路，适合源于左心房 / 左心室各个部位的黏液瘤，或是出现二尖瓣瓣环明显扩张导致二尖瓣关闭不全需要同时行成形手术者；经右心房 - 房间隔入路则可采用主操作孔位于胸骨旁第 3 肋间的入路，此入路可较好地完成蒂附着于卵圆窝的左心房黏液瘤。

3. 单肺通气后，体外循环转流，于膈神经前约 2cm 处做心包切口，插上腔静脉引流管，主动脉根部荷包缝合插灌注针，阻断升主动脉，主动脉根部灌注心脏停搏液。

4. 切开心房，显露肿瘤，切除左心房黏液瘤及所附着的房间隔组织，瘤体放入标本袋防止肿瘤破碎及种植，通过主操作孔取出（图 8-3-2）。

5. 心腔及胸腔内用 0.9% 的氯化钠溶液反复冲洗，如瘤体累及房室瓣叶则需要修复瓣叶。切除心脏组织范围不大时可直接缝合，否则需要使用自体心包或牛心包修补缺损（图 8-3-3）。

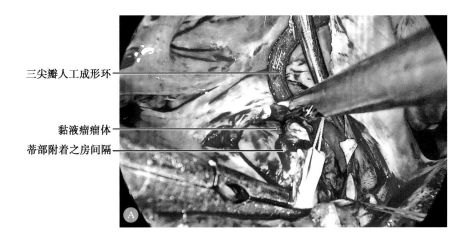

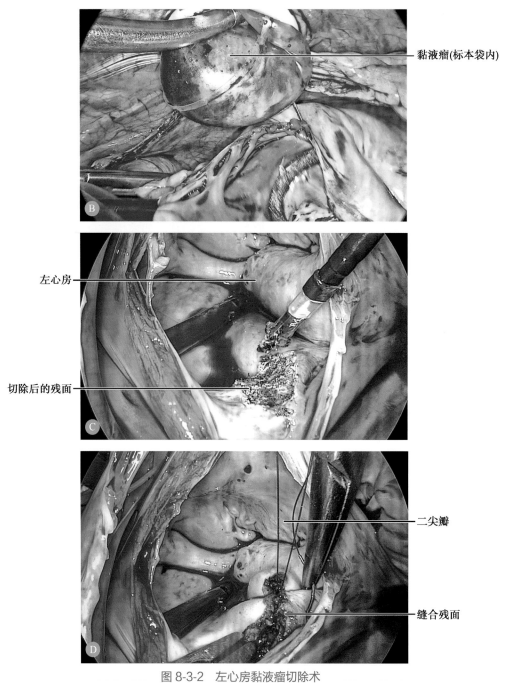

黏液瘤(标本袋内)

左心房

切除后的残面

二尖瓣

缝合残面

图 8-3-2　左心房黏液瘤切除术

A. 切除左心房黏液瘤及所附着的房间隔组织；B. 将瘤体放入标本袋内，以免瘤体经
切口移出时破碎掉入胸腔内；C. 用电烙或射频消融笔烧灼残端；D. 缝合残端。

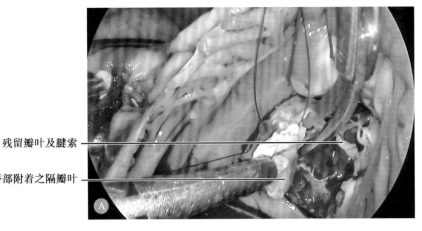

残留瓣叶及腱索

蒂部附着之隔瓣叶

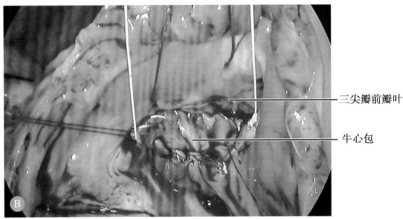

三尖瓣前瓣叶

牛心包

图 8-3-3 切除三尖瓣瓣叶上的黏液瘤
A. 切除三尖瓣瓣环上的瘤蒂;B. 用牛心包修复三尖瓣隔瓣叶。

6. 缝合心房切口,开放主动脉阻断钳,心脏复跳,并行体外循环复温后,撤除主动脉灌注管及上腔静脉管,仔细检查无切口出血,缝闭部分心包,撤除股动静脉插管,关闭胸壁切口,留置胸腔闭式引流管,结束手术。

二、疗效评价

徐学增等报道 44 例全胸腔镜下心房黏液瘤切除,无手术死亡病例,随访 2 个月至 4 年,无复发,心功能均为 I 级。笔者认为,全胸腔镜下心房黏液瘤切除手术安全可靠、创伤小、患者恢复快。盛守寅将胸骨正中开胸切除黏液瘤($n=50$)作为对照组,全胸腔镜下切除黏液瘤($n=50$)作为观察组,两组手术创伤程度及并发症发生率比较显示,全胸腔镜手术在术后疼痛、并发症等方面具有一定的优势,值得临床推广。

第四节　经二尖瓣路径行肥厚阻塞型心肌病的心肌切除术

室间隔心肌切除术仍然是处理肥厚阻塞型心肌病(hypertrophic obstructive cardiomyopathy,HOCM)患者左心室流出道梗阻的金标准。经主动脉切口室间隔心肌切除术已被认为是治疗 HOCM 的经典术式。经主动脉切口室间隔心肌切除术因主动脉环口径过小而影响了术中暴露,特别是弥漫性心肌肥厚达乳头肌或乳头肌之下(即左心室中段心肌梗阻)时显露则更差,有时限制了心肌切除的范围和深度,从而影响手术效果。另外,HOCM 患者的左心室流出道梗阻常常因二尖瓣或瓣下装置异常而加重,二尖瓣后乳头肌向肥厚的室间隔侧移位,或与室间隔黏连,甚至嵌入室间隔,后瓣叶常增长,减少了与室间隔对合的距离,从而使主动脉与二尖瓣的角度变窄,引起二尖瓣收缩期前向活动(systolic anterior motion,SAM)。HOCM 患者二尖瓣关闭不全的发生率高达 95%,其中 20% 的患者需要行二尖瓣修复术。有些大的医学中心的经验认为,只要扩大心肌切除,SAM 及二尖瓣关闭不全则可以迅速减轻或消失。部分医学中心则建议同时积极处理二尖瓣,包括行二尖瓣置换术,削切增厚的乳头肌,垂直折叠或水平折叠二尖瓣前瓣叶,加宽前瓣叶,离断二尖瓣装置与室间隔的异常连接,矫正异位的乳头肌等。因此,不同中心同时处理二尖瓣的比例差别较大(8.8%~76.0%)。同期是否需要对二尖瓣进行处理仍是 HOCM 外科治疗争论的焦点之一。2020 年美国心脏学会 / 美国心脏病协会(American Heart Association/American College of Cardiology,AHA/ACC)心脏瓣膜病治疗指南认为,有症状的 HOCM 患者合并二尖瓣乳头肌异常、二尖瓣前叶明显过长或器质性二尖瓣病变时均需在心肌切除的同时一并对二尖瓣病变进行手术治疗。为改善术中显露,外科医师尝试了经左下游离壁、经心尖等其他入路,经主动脉切口加左心房切口,经左心房二尖瓣入路的有效性已有良好的结果。随着胸腔镜外科的发展,越来越多的心外科医师开始尝试在胸腔镜或机器人辅助下经二尖瓣入路行扩大心肌切除术。以下介绍胸腔镜经二尖瓣入路行心肌切除术加二尖瓣修复术或置换术。

一、手术方法与步骤

1. 采用静脉复合吸入麻醉;双腔气管插管。

2. 患者取左侧半卧位,右侧胸部抬高 20°~30°,右上肢外展上举,安置体外除颤电极,置入经食管超声心动探头。

3. 全身肝素化,采用股动、静脉插管,建立体外循环。

4. 在右侧胸壁打 3 个孔(长 1~4cm),放置切口保护套。主操作孔位于第 4 肋间左锁骨中线外,辅助孔位于右腋前线第 3 肋间,腔镜孔位于右腋前线第 5 肋间。

5. 经左心房房间沟入路,借助心房拉钩充分显露左心房及二尖瓣,探查瓣叶是否存在脱垂、延长或缩短,瓣叶是否存在增厚、钙化、穿孔、缺如等,瓣环是否扩张,瓣下装置是否异常（包括腱索延长、断裂、黏连,乳头肌增粗、异位等）。

6. 在二尖瓣前后交界区缝牵引线,并用瓣环测量器测量二尖瓣前瓣叶的大小。

7. 在距瓣环 1~2cm 处将二尖瓣前瓣叶从瓣环上切开,左右分别至二尖瓣前后交界区,显露室间隔（图 8-4-1）。

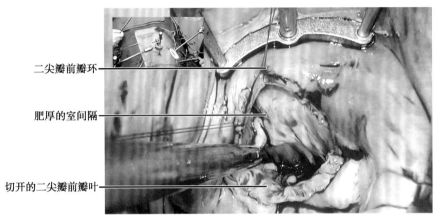

二尖瓣前瓣环

肥厚的室间隔

切开的二尖瓣前瓣叶

图 8-4-1　通过二尖瓣口显露室间隔

8. 探查室间隔增厚的心内膜,该部位为二尖瓣与室间隔相接触的部位,是确定术中切除范围的重要解剖标志。室间隔心肌切除从 12 点处开始,在主动脉瓣环下 2~3cm,逆时针方向切除扩展至 8 点处（图 8-4-2）,切除厚度为室间隔厚度的 40%~50%,切除范围参照术前超声心动图及心脏磁共振所显示的室间隔肥厚情况。对室间隔弥漫性肥厚的患者可向室间隔中段、心尖方向扩大心肌切除的范围,以进一步增大心室腔和消除室间隔中段梗阻（图 8-4-3）。对单纯主动脉瓣下肥厚的患者不要过度向心尖方向扩大切除。

9. 完成心肌切除术后,对于需要行二尖瓣修复术的患者,如前瓣叶面积足够,可直接使用 4-0 聚丙烯缝线连续锁边的方法将前瓣叶缝合至瓣环上,对于前瓣叶过长者则需折叠二尖瓣前瓣叶。为了消除 SAM 及扩大前瓣叶 - 室间隔距离,可用补片扩大前瓣叶。

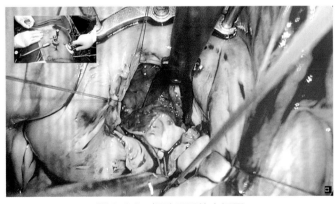

图 8-4-2　切除肥厚的室间隔

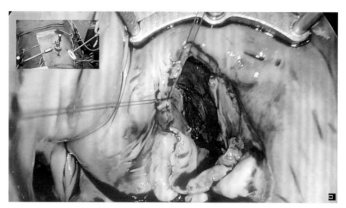

图 8-4-3　扩大心肌切除范围

10. 对心室腔内至二尖瓣装置的异常连接予以切除,松解乳头肌,对乳头肌异位者予以矫正。存在断裂腱索者需重置人工腱索。

11. 对合并心房颤动的患者采用改良 Maze 手术予以射频消融,然后缝闭左心耳。

12. 检查二尖瓣对合满意,注水试验关闭良好后则连续缝合左心房切口,开放主动脉,心脏复律,待心率、血压稳定后,用经食管超声心动图评估左心室流出道峰值压差,评估是否存在二尖瓣 SAM 及二尖瓣关闭不全,并排除瓣周漏、气体残留等情况,若手术满意则检查各切口有无活动性出血,复温后停止体位循环,间断缝合心包,双肺通气,留置胸腔闭式引流管,逐层关胸,结束手术。

二、疗效评价

对于不合并需要外科同期处理的冠状动脉狭窄、主动脉疾病等的患者,全胸腔镜下经左心房二尖瓣入路心肌切除术是一种安全有效的术式,能够良好地暴露室间隔尤其是室间隔中部梗阻部位,消除左心室流出道梗阻及 SAM 相关二尖瓣关闭不全。清晰的手术视野对该术式的推广有积极的作用。Gutermann 等认为,经左心房二尖瓣入路能良好地暴露室间隔直至心尖部,能在直视下安全松解乳头肌与心室壁的黏连,完全恢复二尖瓣下装置的活动度,保证二尖瓣的理想显露。作者报道了 12 例弥漫性梗阻的 HOCM 患者,肥厚梗阻的心肌达二尖瓣乳头肌以下,平均左心室流出道峰压为 (98.8 ± 6.29) mmHg,平均室间隔厚度为 (25 ± 6) mm,绝大多数患者 (92%) 合并中至重度二尖瓣关闭不全及 SAM,二尖瓣关闭不全主要为中央型或偏后型,提示 SAM 与二尖瓣关闭不全有关。切除心肌的平均厚度为 (11.7 ± 2.89) mm。二尖瓣前瓣叶用自体心包加宽,扩大前瓣叶与室间隔的距离,所有患者均使用人工瓣环。术后左心室流出道峰压从 (98.8 ± 6.29) mmHg 下降至 (19.2 ± 13.4) mmHg $(P < 0.001)$,SAM 及二尖瓣关闭不全消失,患者出院时心功能为 Ⅰ 级或 Ⅱ 级,仅有 1 例死于左心室舒张期失功能。唐亚提等报道 15 例全胸腔镜下经左心房二尖瓣入路心肌切除术,随访时间为 4 个月,室间隔厚度和左心室流出道峰压差比术前下降明显,为 (19.3 ± 3.3) mm $vs.(8.9 \pm 4.4)$ mm $(P = 0.001)$,(90.8 ± 23.27) mmHg $vs.(8.9 \pm 4.4)$ mmHg $(P < 0.001)$。无 SAM 现象,二尖瓣中度以上关闭不全患者由 12 例下降至 1 例。

经左心房二尖瓣入路心肌切除术的适应证是弥漫性梗阻性心肌病的患者,肥厚的室间隔达左心室乳头肌或以下水平,二尖瓣中度以上关闭不全并有 SAM 现象。特别需要注意的是,无论是否对前瓣叶进行扩大加宽还是直接将前瓣叶缝合至瓣环上都应避免针距过宽,选择大小合适的补片,避免扭曲前瓣叶及交界区的解剖形态,减少因补片及缝合技术产生的残余二尖瓣关闭不全现象。但人们依然会担心切开二尖瓣前瓣叶会影响二尖瓣的功能。

(张晓慎　肖学钧　梁贵友)

第五节　内镜下大隐静脉移植物获取

内镜下大隐静脉采集技术不断发展,允许从膝盖下的单个切口采集整个长度的大隐静脉,但要掌握这一技术需要比较长的学习曲线。常见内镜大隐静脉采集系统主要由鞘套(包括导向套管、密封橡胶)、分离器(带有通气管道,包括锥形分离器、剥落尖端、分离器剥落外部轴管)、采集器[带有通气管道、静脉固定器、导向器尖端、切割器、电极(G)、电极(C)]及高频电缆接头组成,与腔镜设备配套使用。

通常在胫骨内侧踝后下 2cm 做一横切口,长度约 1.5cm,钝性游离大隐静脉,分别在切口上下游离解剖出适当长度的大隐静脉,置入鞘套,与周围的皮肤形成密封腔隙,通过持续注入 CO_2,为解剖大隐静脉提供了一个"窗口"。使用分离器在内镜引导下进行钝性分离(图 8-5-1A)。通常朝大腿方向分离近心端大隐静脉,游离出足够长度的大隐静脉。最后更换采集器,持续吹入 CO_2 以便止血及显露术野,使用静脉固定器环绕静脉,在分支开口远端 1~2cm 处对侧支进行电凝离断止血(图 8-5-1B)。所有侧支离断止血满意后,在最近端和最远端分别做一小切口,离断并取出整条大隐静脉。

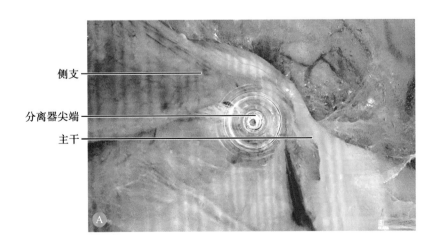

侧支

分离器尖端

主干

A

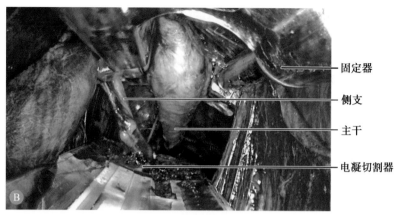

固定器

侧支

主干

电凝切割器

图 8-5-1　内镜下大隐静脉移植物获取
A. 用分离器分离大隐静脉；B. 用采集器环绕大隐静脉，侧支离断止血。

研究表明，与开放获取大隐静脉的方法相比，微创获取方法具有多种益处。一项前瞻性随机试验显示，内镜下获取大隐静脉的伤口并发症发生率降低了 4%，可减轻术后不适。内镜下获取大隐静脉的患者也能更早下床走动，住院时间显著缩短。尽管微创获取技术有一定的好处，但仍有许多人质疑这种方法获取的静脉的质量和完整性。Griffith 等研究了 178 例开放手术获取或内镜下获取静脉的患者，经开放或内镜下获取的静脉之间在内膜内皮连续性、弹性层连续性、内侧结缔组织均匀性、内侧平滑肌连续性或外膜结缔组织均匀性方面均无差异。术中注意分离器尖端方向应远离大隐静脉主干、离断侧支时应保留足够长度、操作轻柔避免牵拉大隐静脉，这些均是保证静脉血管桥质量的要诀。

尽管采用微创方法时伤口感染较少，但有 1%~2% 的患者发生血肿。且这种方法尚有一定的缺点和局限性，主要是暴露和光线不足。光纤或视频辅助设备并不总是能获得最佳的静脉可视化效果，这种情况最常见于肥胖患者或大隐静脉质量较差的患者，如果静脉解剖结构异常，且存在广泛的静脉分支，通常需要延长初始切口以获得足够的可视化。还有其他限制因素，如静脉曲张会导致大量出血和隧道内视野不清晰，靠近真皮边缘的浅静脉无法容纳足够大小的隧道在其中操作且易损伤大隐静脉。在某些情况下，这可能是内镜获取方法的禁忌证。当遇到这些情况时，必须明确这些限制因素是否会影响静脉的质量。在需要紧急快速采集静脉时，我们通常采用传统的开放手术方式获取。

（廖胜杰）

第六节　复合微创模式精准治疗联合心脏病变

对于联合心脏病变，如心脏瓣膜病联合冠心病、先天性心脏病联合冠心病等，常常需要采用传统的开胸手术，手术创伤较大。目前复合微创手术技术越来越被心外科、心内科医师和患者所接受，而且正在不断发展壮大，将成为未来心血管外科发展的方向之一。目前最常见的模式是心脏瓣膜病合并冠状动脉重度狭窄的患者,可以在外科微创手术同期或非同期采用介入的方法进行冠状动脉病变的治疗(图 8-6-1)。同期手术采用"一站式"方法,避免了患者二次住院,但是由于冠状动脉支架的置入,必须立即进行抗血小板治疗,是否会造成外科止血困难、再次止血手术的发生率增加尚未见文献报道。非同期方法是在冠状动脉支架置入后 3~6 个月进行手术,术前 7 天将抗血小板抗凝改为低分子肝素抗凝,这样可使手术止血相对容易,但是患者必须二次住院,重症瓣膜病患者病情可能不容许这么长时间的等待。

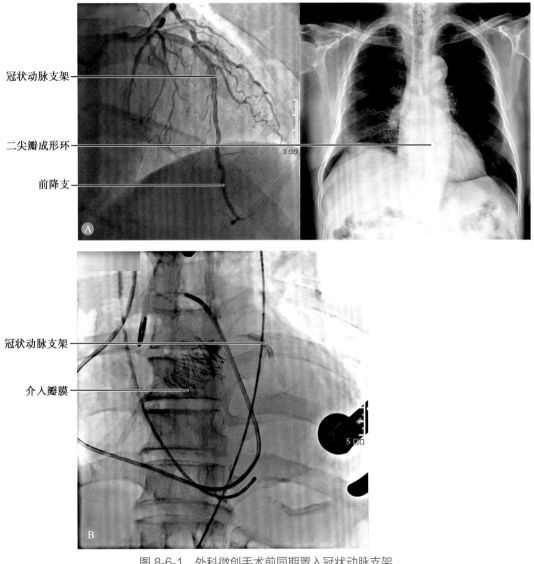

图 8-6-1　外科微创手术前同期置入冠状动脉支架
A. 胸腔镜瓣膜置换术前置入冠状动脉支架;B. 经导管主动脉瓣置换手术同期置入冠状动脉支架。

临床上有些特殊的先天性心脏病患者,例如巨大房间隔缺损、三尖瓣关闭不全合并动脉导管未闭,传统的手术方法是经胸骨正中开胸,先结扎动脉导管避免体外循环造成"灌注肺",然后再进行心内直视手术。现在可以在体外循环前通过介入的方法先封堵动脉导管,然后同期经胸腔镜入路,在体外循环下进行心内手术(图 8-6-2)。

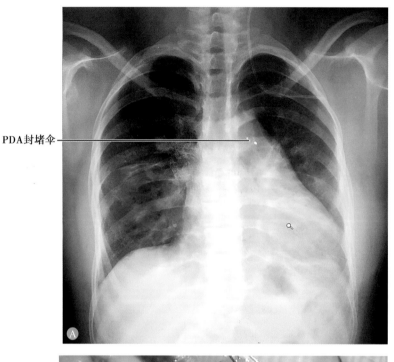

PDA封堵伞——

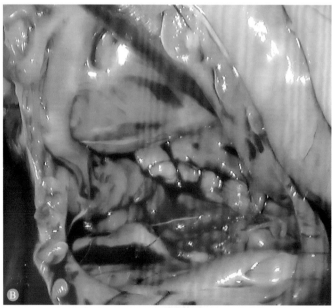

图 8-6-2　同期进行动脉导管关闭术、胸腔镜下房间隔缺损修补术
A. 动脉导管未闭(PDA)封堵伞;B. 动脉导管未闭关闭后同期行胸腔镜下房间隔缺损修补术。

　　复合技术在杂交手术室内进行,外科医师使用常规或改良技术进行治疗,在治疗中通过影像学技术来指导外科手术操作,并对手术疗效进行实时评价,目前已经成功地用于治疗冠心病、先天性心脏病和大血管疾病等。

按照"一站式"复合技术和以患者为中心的理念,笔者提出针对部分联合心脏病变,如冠状动脉前降支病变(狭窄或肌桥)联合心脏瓣膜病或先天性心脏病的患者,可采用双侧胸壁联合微创切口进行一站式精准治疗,较传统经胸骨正中开胸手术的创伤更小、康复更快,较介入复合手术减少了射线损伤,远期疗效更佳。

具体的手术方法和步骤如下。

1. 患者全身麻醉,双腔气管插管,取平卧位,胸部垫高约 30°,全身肝素化进行股动静脉插管,建立外周体外循环。

2. 对于前降支心肌桥患者,可根据冠状动脉 CT 血管造影(CT angiography)CTA 重建后投射胸壁位置选择左侧肋间切口位置。进入左侧胸腔后切开心包,显露心肌桥(图 8-6-3),右胸按照全胸腔镜入路,开始体外循环,阻断主动脉,灌注心脏停搏液心脏停搏后,通过左胸切口进行心肌桥的松解,然后经右胸切口进行心内手术。

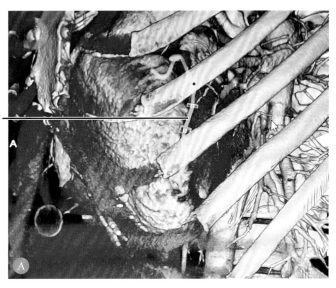

三维重建的心肌桥——

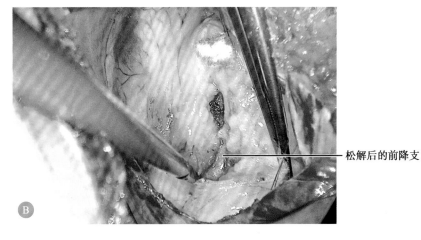

松解后的前降支

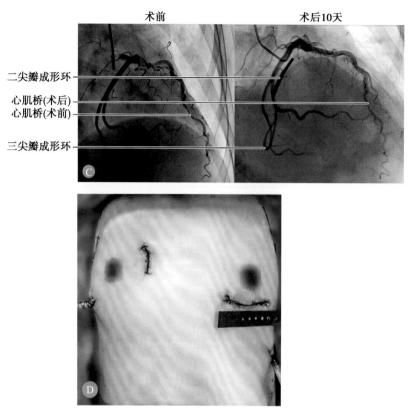

二尖瓣成形环

心肌桥(术后)
心肌桥(术前)

三尖瓣成形环

图 8-6-3 复合切口治疗房间隔缺损联合心脏瓣膜病合并左前降支心肌桥
A. 术前三维重建确定最佳手术入路;B. 经肋间切口松解前降支心肌桥;C. 术前、术后 10 天
冠状动脉造影;D. 手术切口。

对于前降支狭窄患者,常用左侧第 4、第 5 肋间小切口(5~8cm),充分游离左侧乳内动脉,先进行非体外循环下乳内动脉 - 左前降支的端 - 侧吻合术(图 8-6-4),然后按照右胸全胸腔镜入路开始体外循环后阻断乳内动脉血管桥,再进行心内手术。

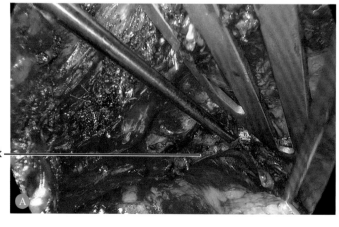

左侧乳内动脉

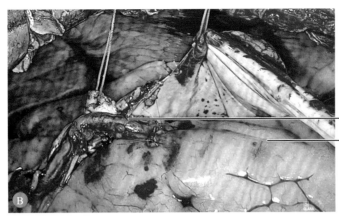

乳内动脉血管桥

前降支

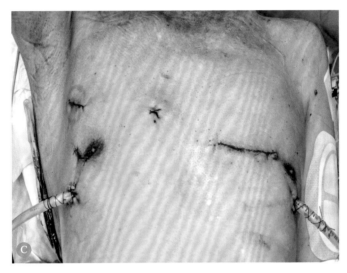

图 8-6-4　复合切口治疗心脏瓣膜病变合并前降支狭窄
A. 游离左侧乳内动脉；B. 非体外循环下行冠状动脉旁路移植术；C. 手术切口。

3. 开放主动脉，桥血管，并行体外循环，复温后，撤离体外循环。

4. 两侧切口按常规止血，分别留置胸腔及心包引流管，逐层关胸，结束手术。

笔者的经验是，对于前降支心肌桥患者，心脏停搏后心脏为非充盈状态，可以显露更长的冠状动脉行程，且静止状态下切开心肌桥更加安全；对于前降支狭窄行搭桥手术，非体外循环时，前降支更贴近切口，进行血管吻合更容易。

随着疾病谱的改变，复合技术在心血管疾病治疗中的应用将会越来越广泛，尽管该技术存在需要杂交手术室的支持、相对较高的耗材费用及不可避免的射线损害等问题，但该技术减少了患者创伤，能取得更好的远期疗效，值得临床推广。目前国内外文献尚未明确复合微创切口的概念，笔者认为，为了避免传统胸骨正中开胸心脏手术的胸骨损害和创伤，在有丰富的微创治疗心脏疾病经验的基础上，采用左、右侧胸腔复合微创切口，对部分符合条件的联合心脏病变患者可以进行微创治疗，同样也符合"一站式"复合技术的理念，值得临床推广应用。

（张晓慎　廖胜杰）

参 考 文 献

［1］ JANUARY G T, WANN L S, ALPERT J S, et al. 2014 AHA/ACC/HRS Guideline for the management of patients with atrial fibrillation. A report of the American College of Cardiology/American Heart Association Task Force on practice guidelines and the Heart Rhythm Society [J]. Circulation, 2014, 130 (23): e199-e267.

［2］ WANG S Z, LIU L Q, ZOU C W. Comparative study of ideo-assisted thoracopic surgery ablation and radio-frequency catheter ablation on treating Paroxysmal atrial fibrillation: a randomized, controlled short-term trial [J]. Chin Med J, 2014, 127 (14): 2567-2570.

［3］ 刘典晓, 张文霞, 王玉玖, 等. 孤立性房颤的胸腔镜辅助下外科治疗 [J]. 中华胸心血管外科杂志, 2017, 33 (4): 233-234.

［4］ 李浩杰, 郑哲, 刘汉凝, 等. 胸腔镜辅助下心外膜射频消融治疗阵发性心房颤动 [J]. 中华胸心血管外科杂志, 2018, 34 (4): 206-209.

［5］ 刘健, 郭惠明, 黄帅, 等. 全腔镜改良 Mini-Maze 术治疗非阵发性心房颤动- 单中心 30 例临床分析 [J]. 岭南心血管杂志, 2018, 24 (4): 412-415.

［6］ NJOKU A, KANNABHIRAN M, ARORA R, et al. Left atrial volume predicts atrial fibrillation recurrence after radiofrequency ablation: a meta-analysis [J]. Europace, 2018, 20 (1): 33-42.

［7］ 马南, 姜兆磊, 尹航等. 单中心连续 353 例梅氏微创消融术经验和 2 年随访结果 [J]. 中华胸心血管外科杂志, 2015, 31 (11): 670-673.

［8］ RODRIGUEZ E, ROBERTS H G JR, CHITWOOD W R JR. Treatment of atrial fibrillation: The Robotic Cryo-Maze//CHITWOOD W R JR. Atlas of Robotic Cardiac Surgery [M]. New York: Springer London Heidelberg, 2014: 272-283.

［9］ 中国研究型医院协会, 中国医师协会房颤专家委员会. 心房颤动外科治疗中国专家共识2020版 [J]. 中华胸心血管外科杂志, 2021, 37 (3): 129-144.

［10］ 许学增, 石广永, 陈亚武, 等. 全胸腔镜下心房黏液瘤摘除术 44 例 [J]. 中华胸心血管外科杂志, 2012, 28 (4): 205-206.

［11］ 周卫红, 凌云, 瞿斌. 胸腔镜下左心房黏液瘤切除术后监护 [J]. 岭南心血管病杂志, 2013, 19 (4): 516-517.

［12］ 盛守寅. 完全胸腔镜与正中开胸治疗心脏黏液瘤的临床效果对比 [J]. 临床医药文献杂志, 2018, 5 (84): 57.

［13］ GUTERMANN H, PETTINARI M, KERREBROECK C V, et al. Myectomy and mitral repair through the left atrium in hypertrophic obstructive cardiomyopathy: the preferred approach for contemporary Surgical Candidates？ [J]. Thorac Cardiovasc Surg, 2014, 147 (6): 1833-1836.

［14］ 唐亚提, 刘健, 陈钊, 等. 胸腔镜下经二尖瓣入路心肌切除术治疗肥厚型梗阻性心肌病的早期效果 [J]. 中华胸心血管外科杂志, 2020, 36 (8): 472-477.

［15］ DULGUEROV F, MARCACCI C, ALEXANDRESCU C, et al. Hyertrophic obstructive cardiomyopathy: the mitral valve could be the key [J]. Eur J cardiothorac Surg, 2016, 50: 61-65.

［16］ HODGES K, RIVAS C G, AGUILERA J, et al. Surgical management of left ventricular outflow tract obstruction in a specialized hypertrophic obstructive cardiomyopathy center [J]. J Thorac Cardiovasc Surg, 2019, 157 (6): 2289-2299.

［17］ VITALI R M, REDDY R C, MOLINARO P J, et al. Hemodynamic effects of carbon dioxide insufflation during endoscopic vein harvesting [J]. Ann Thorac Surg, 2000, 70 (3): 1098-1099.

［18］ PUSKAS J, WRIGHT C, MILLER P, et al. A randomized trial of endoscopic versus open saphenous vein harvest in coronary bypass surgery [J]. Ann Thorac Surg, 1999, 68 (4): 1509-1512.

［19］ PATEL A N, HEBELER R F, HAMMAN B L, et al. Prospective analysis of endoscopic vein harvesting [J]. Am J Surg, 2001, 182 (6): 716-719.

［20］ GRIFFITH G L, ALLEN K B, WALLER B F, et al. Endoscopic and traditional saphenous vein harvest: a histologic comparison [J]. Ann Thorac Surg, 2000, 69 (2): 520-523.

［21］ 胡盛寿. 正值"复合"(Hybrid) 技术的时代 [J]. 中华心血管病杂志, 2008, 36 (1): 1-2, 14.

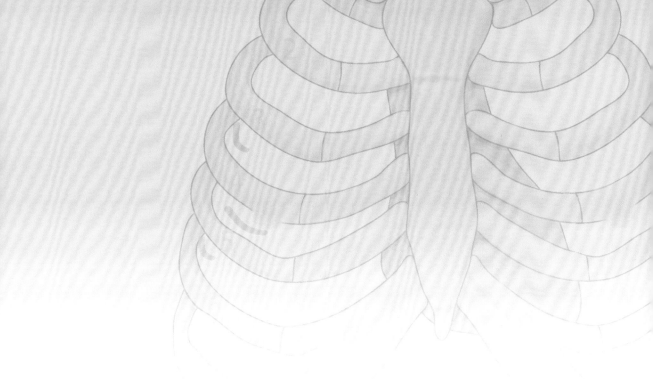

第九章

全胸腔镜心脏外科手术围手术期管理

全胸腔镜心脏外科手术的术后管理与传统开胸直视下心脏外科手术的术后管理大致相同。但由于全胸腔镜心脏外科手术过程中实行左侧单肺通气时间长，因此术后对肺部情况的关注也要有所侧重，应及时掌握肺部情况并处理好肺部并发症。

第一节　围手术期监护

一、术后监护

(一) 一般监测

监测内容包括：心率，心律，呼吸频率，无创血压监测，血氧饱和度，体温，末梢循环，神志，瞳孔，24 小时出入量。

(二) 有创压力监测

1. **有创动脉压**　一般持续监测 24~72 小时，根据病情可延长时间。一般选用桡动脉穿刺，穿刺前须进行 Allen 试验，如果为阳性则不能选用桡动脉，可以选用股动脉或足背动脉。

2. **中心静脉监测**　监测内容包括中心静脉压（central venous pressure，CVP）和中心静脉血氧饱和度（systemic central venous oxygen saturation，ScvO$_2$）。CVP 进行实时监测，每 1~2 小时记录一次。ScvO$_2$ 反映脑及上半身的氧耗，可以使用连续监测及中心静脉血气间断监测。

3. **漂浮导管监测**　监测数据：中心静脉压，肺动脉平均压（mean pulmonary artery pressure，MPAP），肺动脉楔压（pulmonary arterial wedge pressure，PAWP），混合静脉血氧饱和度（SvO$_2$），心排血量（cardiac output，CO）和心脏指数（cardiac index，CI）等。

(三) 胸部 X 线片

患者入重症监护室当天必须进行胸部 X 线片检查，排除胸腔积气、积液、肺不张等，确定气管插管深度，引流管、中心静脉、漂浮导管和 / 或主动脉内球囊反搏（intra-aortic balloon pump，IABP）导管的位置是否合适。第 2 天根据病情或有与胸腔相关的各种操作、治疗后复查。

(四) 胸腔引流管

保持引流管通畅，注意有无气泡及引流液的性质。患者术后 4~8 小时内要求每小时记录引流量，视引流液情况延长引流管留置时间。

(五) 实验室检查

检查血常规、肝肾功能、电解质、凝血功能等。血气分析根据病情 1~4 小时查一次。

(六) 心脏超声心动图及胸部超声多普勒

根据病情可行床边心脏超声心动图检查，了解心功能、心脏畸形纠正的情况、人工瓣膜活动情况、心包积液情况等。重症患者可监测血流动力学指标以协助指导救治。胸部超声多普勒检查，了解肺不张、胸腔积液、胸腔积气情况、膈肌活动度，如需行胸腔穿刺引流术时可帮助进行穿刺定位等。

(七) 体格检查

观察患者神志、瞳孔、皮肤末梢情况及麻醉清醒后四肢活动情况。进行心肺听诊,确定是否有病理性杂音,双肺呼吸音是否一致,有无啰音。心肺听诊对于心脏外科术后患者尤为重要,必须进行。观察胸部、颈部、后背、腹部及右手臂周围有无皮下气肿情况、四肢活动情况、肌力及肌张力。

二、血流动力学管理

(一) 血流动力学评估

根据有创监测数据对心脏的前后负荷、心功能、心排血量及血管内容量进行充分评估。由于手术创伤打击会让心功能有短暂下降的过程,因此心脏外科术后血流动力学的目标:保证器官灌注与机体的氧供需平衡,并让心脏得到充分休息。常见一些评估及相应处理见表 9-1-1。

表 9-1-1　血流动力学评估及相应处理

MAP	CVP	CO	PAWP	SVR	处理措施
正常	高	低	高	正常/高	扩血管、利尿、正性肌力药
高	高	低	高	高	扩血管、降肺压治疗
低	低	低	低	正常	补充容量
低	高	低	高	高	正性肌力药、IABP、扩血管治疗
低	正常/低	正常/高	正常/低	低	给予 α 受体激动剂

注:MAP,平均动脉压;CVP,中心静脉压;CO,心排血量;PAWP,肺动脉楔压;SVR,外周血管阻力;IABP,主动脉内球囊反搏。

(二) 液体管理

如果术后早期患者血流动力学情况不稳定,液体管理则尤为重要。根据血流动力学评估数据及术中体外循环出入量,对术后患者进行液体优化管理。根据不同心脏疾病和病情变化,制订好液体管理方案。在血流动力学稳定的情况下适当负平衡,对心脏外科术后患者是有利的。

(三) 药物

早期术后患者大部分都需要使用正性肌力药和/或血管升压素、血管扩张药维持血流动力学稳定,主要包括以下药物。

1. **儿茶酚胺类**　如多巴胺、多巴酚丁胺、肾上腺素、去氧肾上腺素等。具有正性肌力作用同时有升压作用,但也有增加心律失常的风险。

2. **磷酸二酯酶抑制剂**　如米力农等。具有降低体循环、肺循环阻力的作用,存在肺动脉高压和右心功能不全时应用比较合适,注意有引起室性心律失常的风险。

3. **钙离子增敏剂**　如左西孟旦。既能改善心脏功能,又不增加心率和心肌耗氧,不会引起钙超负荷,同时还可以降低肺动脉压。

4. **血管升压素**　如特利加压素。对治疗术后血管麻痹综合征有效。

5. **血管扩张药**　如硝酸甘油、硝普钠等。用于控制高血压,降低心脏前负荷或后负荷,预防冠状动脉痉挛、心肌缺血。

三、呼吸系统管理

(一)呼吸系统评估

1. 进行双肺听诊,确认双肺呼吸音是否对称,上中下肺呼吸音是否一致,有无啰音。

2. **术后呼吸机设定**　初始设定模式为辅助/控制通气(AC)+容量控制(VC)或同步间歇指令通气(SIMV)+VC,设定呼吸频率(F)为12~14次/min,潮气量(tidal volume,VT)为6~8ml/kg,呼气末正压通气(positive end expiratory pressure,PEEP)为5mmHg,吸入氧浓度(FiO₂)为80%,压力支持(pressure support,PS)为8~12mmHg。

3. 血气分析,根据血气分析结果调整呼吸机参数。建议患者回重症监护室接呼吸机15分钟后进行血气分析检查。

4. 床旁胸部X线片。

(二)撤除呼吸机及拔除气管插管指征

1. 神志清醒,有遵嘱动作。

2. 血流动力学稳定,血管活性药剂量低。

3. 内环境稳定,末梢循环好,尿量好。

4. 患者胸腔引流量不多。

5. 自主呼吸试验(spontaneous breathing trial,SBT)成功,呼吸频率<25次/min,氧合指数>200mmHg,无二氧化碳潴留。

满足上述指征则术后应早期拔管,一般在术后4~6小时为宜。

四、消化系统管理

1. 术后进行腹部查体,对有留置胃管的患者要观察胃液颜色、性质,有无胃潴留,以及大便颜色、性状。

2. 嘱患者在床上早期活动,注意每日进行腹部查体,预防肠道相关并发症(如非闭塞性肠系膜血管缺血,虽罕见,但死亡率极高)。

3. 肝功能和胆红素监测。

五、肾功能监测与管理

1. **术后肾功能监测**　包括记录每小时尿量、观察尿色。肾功能的实验室检查如尿素氮、肌酐、尿常规等。

2. 术后部分患者出现急性肾功能不全,须积极寻找诱因,尽早予以去除。如果保守治疗无效,则行连续性肾脏替代治疗(continuous renal replacement therapy,CRRT)治疗。

3. 术前肾衰竭长期透析的患者,心脏手术后应尽快进行 CRRT 治疗,以减少相关并发症的发生及降低术后死亡率。

4. 预防急性肾功能不全的关键在于维持好器官的灌注,减少使用对肾脏有毒副作用的药物。

六、电解质管理

1. **钾**　因血钾影响心脏的自律性和传导性,故心脏疾病患者对血钾的要求比较严格。术后因快速利尿、高血糖应用胰岛素及使用碳酸氢钠等情况均有可能导致低钾血症,维持血钾稳定可以降低围手术期心律失常的发生率,建议维持血钾在 4.0~4.5mmol/L。

2. **钙**　游离钙对心肌做功至关重要,其参与缺血再灌注损伤,也是参与凝血过程的因子之一。低钙血症可以导致 Q-T 间期延长,影响心脏传导系统。术后低钙血症常见于体外循环后、血液稀释、应用血液制品后。离子钙建议维持在正常水平,即 1.1~1.3mmol/L。

3. **镁**　镁离子是在细胞内含量第二多的阳离子,其参与内皮细胞的平衡、维持心肌细胞兴奋性和心肌收缩,同时参与细胞内钾离子的调节和促进心脏细胞内钾的稳定。低镁血症会增加心律失常风险。术后要求血镁应维持在正常水平,即 0.8~1.2mmol/L。

七、镇痛、镇静

1. 对心脏外科术后患者常规进行疼痛、烦躁、谵妄的评估与监测。

2. 早期拔除气管插管的患者,可给予短效的镇痛、镇静药物。

3. 对不能早期拔除气管插管的患者,需要启动目标程序化镇痛、镇静管理,并定期进行监测与评估。

第二节　术后并发症及处理策略

一、心律失常

心脏外科术后患者心律失常的发生率为 30% 左右,术后重点工作之一在于预防心律失常的发生。

(一)预防措施

1. 保持体温在 37℃。

2. 调整呼吸机参数,使患者处于合适的呼吸状态。

3. 调整好心脏状态,适当镇痛、镇静,让术后患者心脏减少做功,适当让心脏休息,保持心肌的氧供需平衡。

4. 维持好水、电解质及酸碱的平衡。

5. 在血流动力学稳定的情况下尽量减少升压药的使用。

6. 无禁忌的情况下可以使用 β 受体阻滞剂。荟萃分析及指南推荐心脏外科围手术期使用 β 受体阻滞剂,可以减少心房颤动的发生。

7. 术前有心律失常的患者,应高度警惕、严密观察,做好预防措施,防止恶性心律失常的发生。

(二) 常见诱因

1. **术前**　年龄,原有的心律失常,瓣膜相关因素,术前心功能状态等。

2. **术中**　心脏停搏时心肌保护不够,体外循环时心脏排气不完全,冠状动脉空气栓塞,术中损伤心脏传导束。

3. **术后因素**　①心脏因素:心肌缺血,围手术期心肌梗死,心功能下降。②呼吸因素:呼吸性酸中毒,低氧血症,胸腔积气,气管插管刺激或位置不当等。③电解质紊乱:高钾血症,低钾血症,低镁血症,低钙血症。④药物:血管活性药(如肾上腺素、多巴酚丁胺等)的使用。⑤心内有创监测:漂浮导管,深静脉导管,深静脉临时起搏导线等。⑥高热,低体温,镇痛、镇静效果不佳。

(三) 处理策略

1. 去除诱因。

2. 发生心律失常应先检查呼吸、容量、电解质、泵入的血管活性药是否恰当,排除这些影响因素后再考虑使用抗心律失常药。

3. 心律失常的类型需行心电图检查才能确定。

4. 心律失常发生时如果血流动力学平稳,去除诱因后仍无复律,首选抗心律失常药治疗。

5. 心律失常发生时如果严重影响血流动力学,立即行心脏电复律或电除颤。如发生心室颤动、无脉室性心动过速、心搏骤停、电机械分离,首先进行心肺复苏术。

6. 查血气分析了解电解质、酸碱平衡、氧合情况等,注意低钾血症、低钙血症、高钙血症、低镁血症的发生。应维持血钾在 4.0~4.5mmol/L,补镁可以稳定心律。

7. 对于窦性心动过缓和房室传导阻滞导致的心排血量下降,术中留置临时起搏导线接起搏器起搏,也可以根据患者情况使用多巴酚丁胺、异丙肾上腺素、肾上腺素。如果为短暂发生可以使用消旋山莨菪碱或阿托品静脉注射后观察。胸腔镜心脏外科术后患者一般留置心内膜临时起搏导线,但其容易移位导致起搏失效,建议在导线皮肤周围行二次固定。

二、低心排血量综合征

(一) 导致低心排血量综合征的原因

我国低心排血量综合征(简称"低心排")专家共识推荐,当考虑存在低心排时应积极明确导致低心排的原因(ⅠC 类推荐)。心脏前负荷、心肌收缩能力、心率、后负荷异常均可引起低心排,导致心脏外科术后低心排的常见原因如下。

1. 术前或近期心肌梗死导致局部心室壁或心脏整体低动力,术前左心室或右心室收缩或舒张功能障碍。

2. 术中心肌保护不佳,再血管化不完全,冠状动脉空气栓塞,瓣膜阻塞冠状动脉开口,心脏瓣膜病或先天性心脏病手术矫治不满意。

3. **术后因素**

(1)心脏收缩力减弱：心肌顿抑，心肌保护不佳，缺血再灌注损伤，冠状动脉痉挛导致心肌缺血，低氧血症，高碳酸血症，酸中毒，高钾血症，丙泊酚、胺碘酮及 β 受体阻滞剂等药物影响。

(2)心律失常：快速心律失常使心脏充盈时间减少，心动过缓、心房颤动、心房扑动、交界性心律失常等室上性心律失常及心室临时起搏使心房失去收缩功能，室性心动过速、心室颤动等室性心律失常。

(3)左心室前负荷减少：血容量不足(出血、多尿、补液不足)；血管扩张(复温，使用血管扩张药、镇静药)，右心室功能不全，肺动脉高压，心脏压塞，张力性气胸，感染，药物或血液制品过敏，鱼精蛋白反应，肾上腺功能不全。

(4)后负荷增加：血管过度收缩(低体温，使用血管收缩药)，液体过多，心室膨胀，主动脉内球囊反搏(IABP)充气时机错误，二尖瓣修复术或置换术后左心室流出道梗阻(瓣架或瓣叶组织梗阻)。

(二) 低心排血量综合征的治疗策略

1. 导致低心排的原因较多，请认真检查，找出原因，积极纠正导致低心排的可逆因素(ⅠC 类推荐)。

2. 选择以维护氧供需平衡为目标导向的血流动力学管理策略(ⅠC 类推荐)。

3. 优化容量状态，维持前负荷处于最佳水平(ⅠC 类推荐)。

4. 低心排患者出现脏器灌注不全时可使用正性肌力药(ⅡaC 类推荐)，可选用不增加心肌氧耗的正性肌力药(ⅡaB 类推荐)。

5. 稳定心率及心律，维持窦性心律，起搏器依赖者保证房室同步(ⅠB 类推荐)。

6. 低心排患者出现脏器灌注不全时可使用正性肌力药(ⅡaC 类推荐)。

7. 药物治疗效果不理想者使用机械循环辅助治疗(ⅡaC 类推荐)，其中包括 IABP 和体外膜氧合(extracorporeal membrane oxygenation，ECMO)等。

8. 低心排时应给予吸氧治疗(ⅠC 类推荐)。如合并呼吸功能不全，必要时可给予机械通气(ⅡaB 类推荐)。

9. 低心排合并肾功能不全、利尿剂抵抗时行连续性肾脏替代治疗(ⅡaC 类推荐)。

10. 注意纠正贫血，血红蛋白低于 80g/L 时考虑输注红细胞，维持血细胞比容>25%(ⅡbC 类推荐)。

11. 给予适当镇痛、镇静、抗谵妄治疗。通过充分评估患者疼痛及激越水平，通过镇痛、镇静治疗降低心脏及外周氧耗(ⅡaC 类推荐)。

12. 应给予适当营养支持治疗(ⅡaB 类推荐)。

13. 加强低心排期间感染的预防、监测及治疗(ⅡbC 类推荐)。

低心排原发病诊治流程(低心排血量综合征中国专家共识)见图 9-2-1。

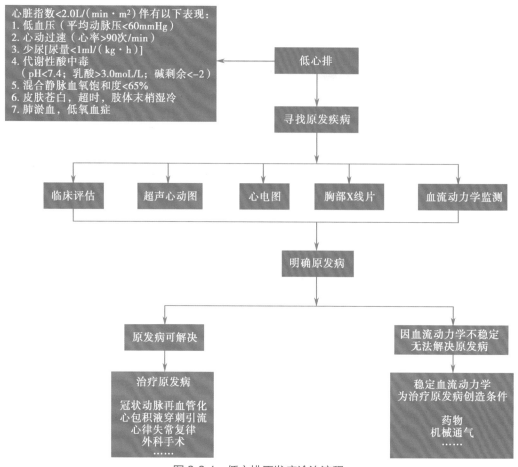

图 9-2-1　低心排原发病诊治流程

三、呼吸系统并发症及处理策略

1. 肺部膨胀不全　术中因左侧单肺通气,术后容易导致右肺膨胀不全,需进行早期肺复张,可以使用呼吸机使用呼吸球囊进行肺膨胀,每 1~2 小时进行一次,如果效果不佳,必要时使用纤维支气管镜检查、治疗使肺复张(图 9-2-2)。

2. 胸腔积液　术后因引流不畅或拔除引流管后又出现胸腔积液、积血,要求术后当日行床旁胸部 X 线及肺部超声检查。引流不畅则调整引流管位置,如仍不通畅则需重新置管。

3. 胸腔积气

(1)术后右侧气胸多因术中分离患者胸腔黏连损伤肺部,或术后肺大疱破裂、呼吸机相关性肺损伤等原因所致。如引流不畅则于右锁骨中线与第 2 肋间交界处作为穿刺点行闭式引流术。

(2)左侧气胸多因术中单肺通气潮气量过大、PEEP 过高导致左肺损伤、术后肺大疱破裂或呼吸机相关性肺损伤所致。于左锁骨中线与第 2 肋间交界处作为穿刺点行闭式引流术。

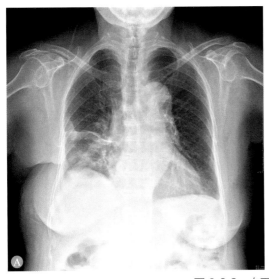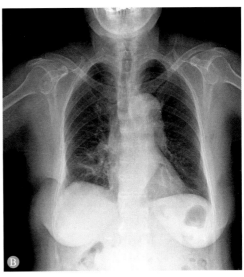

图 9-2-2　右下肺膨胀不全
A. 右下肺膨胀不全;B. 右下肺复张。

4. 低氧血症　寻找低氧血症诱因,去除诱因,实施肺保护性通气策略,促进肺复张。必要时可以使用支气管镜协助探查。

四、术后出血

心脏外科手术术后患者由于有获得性血小板功能缺陷、纤溶系统紊乱及使用肝素等原因,所以术后出血发生率高。

1. 胸腔镜心脏术后出血一般不应超过 50ml/h 或 200ml/d。当血性胸腔引流量>100ml/h,或>200ml/3h 时,必须寻找出血原因,判断是外科出血还是凝血机制问题,外科出血请心脏外科医师会诊,再次行开胸手术止血。

2. 处理策略

(1)急查血常规、凝血四项、血栓弹力图、活化凝血酶原时间。以了解血红蛋白、血细胞比容、血小板计数情况及血小板功能、凝血功能、相关凝血因子是否缺乏等。

(2)行床旁超声、胸部 X 线检查了解胸腔积液情况。

(3)处理方法:保持体温在 37℃、控制血压、加大 PEEP 至 8~10mmHg,增加胸腔压力压迫胸腔内出血。静脉给予氨甲环酸、葡糖酸钙,根据检查结果选择给予纤维蛋白原、凝血酶、凝血因子、鱼精蛋白、冷沉淀及血小板等。

(4)确定外科出血或经内科处理后无效的术后出血则需要请心脏外科医师会诊,行再次开胸探查术。

五、消化系统

1. 消化道出血　属于比较常见的严重并发症,可增加术后死亡风险。术后使用质子泵抑制剂可减少消化道出血的发生率。术前有消化道溃疡及粪便常规潜血试验阳性者,建议行胃肠镜检查。

2. 胰腺炎　心脏外科手术术后约 60% 的患者会出现高淀粉酶血症,并不代表一定存在胰腺损伤。胰腺损伤的诱发因素:低心排血量、术中诱导低温和钙剂使用。单纯高淀粉酶血症一般不需要特殊处理,淀粉酶指标可自行下降,仅有个别患者需要按胰腺炎的治疗原则处理。

3. 肝脏损伤、高胆红素血症及急性胆囊炎(非结石性)　改善微循环,维持好各器官灌注。给予护肝降黄疸治疗,复查床边肝胆彩色多普勒超声检查,排除肝胆相关疾病。仅极少数患者需要进行人工肝治疗。

4. 肠系膜缺血　罕见,但死亡率极高。危险因素:体外循环时间长、血管活性药使用量大、低心排血量低灌注时间长、周围血管病等。一旦发生,目前尚无有效治疗手段。

六、中枢神经系统

包括脑卒中、脑出血、精神障碍(谵妄、认知损害、癫痫发作)等,请神经内科或神经外科等相关科室协助治疗。

七、臂丛神经损伤和外周神经损伤

由于胸腔镜心脏外科手术术中患者多取左侧卧位,右上肢抬高,有时因手术时间长或体位摆放不佳,导致臂丛神经或尺神经损伤,一旦发现患者右上肢活动障碍,应尽早进行康复训练。

八、感染

1. 院内获得性感染　常见感染部位有:切口、肺、泌尿系统、有创监测导管和消化系统。另外,还有呼吸机相关性肺炎和导管相关性感染。

2. 处理策略

(1)做好预防感染的相关工作措施,如加强伤口换药,呼吸机使用期间按呼吸机相关护理措施实施,拔除气管插管后鼓励患者咳嗽、咳痰等。

(2)根据感染性指标及细菌学相关监测结果调整抗生素种类。

(3)如发生伤口感染需做好充分引流,加强伤口换药,必要时再次清创。

(4)尽早去除与导致感染相关的管道。

第三节　辅助循环在心脏外科中的应用

一、主动脉内球囊反搏的临床应用

主动脉内球囊反搏(intra-aortic balloon pump,IABP)在心脏外科围手术期的应用较多,是比较成熟的辅助装置及非常有效的治疗手段之一(图 9-3-1)。

IABP 辅助的原理是：在心脏舒张期，IABP 气囊快速充气提高动脉平均压，增加冠状动脉供血；在收缩期前快速放气使得动脉舒张期末压和自身收缩压降低，从而降低心脏后负荷，降低心肌耗氧量，增加心排血量。有心电图、压力和起搏状态三种触发模式，其中以心电触发模式效果最佳。

(一) 适应证

1. 术前有高危因素，需要在围手术期预防性使用 IABP。

2. 心脏手术术后体外循环停机困难。

3. 术后应用大量血管活性药难以纠正的低心排血量综合征。

4. 急性心肌梗死及其并发症。

5. 顽固性不稳定型心绞痛。

6. 顽固性严重心律失常。

7. 病毒性心肌炎导致的心力衰竭。

(二) 禁忌证

1. 严重的主动脉疾病，如主动脉狭窄、主动脉瘤、主动脉夹层。

2. 髂动脉严重钙化或外周血管有病变。

3. 中重度主动脉瓣关闭不全。

4. 严重出血倾向或出血疾病。

5. 终末期心脏病不宜进行心脏移植术者。

6. 不可逆脑损伤。

7. 恶性肿瘤远处转移。

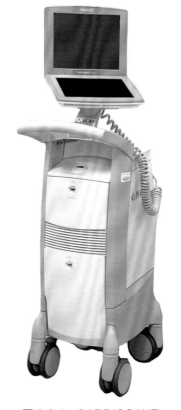

图 9-3-1　CARDIOSAVE Hybrid 型主动脉内球囊反搏系统

(三) 并发症

1. 穿刺口缺血。

2. 穿刺点出血，血小板减少症。

3. 主动脉夹层动脉瘤。

4. 感染。

5. 球囊导管不工作。

6. 球囊泄漏、破裂。

(四) 注意事项

1. 根据患者身高选择合适的球囊导管(图 9-3-2)。

2. IABP 置管后下肢适当制动，固定好导管，以防发生脱管。注意观察下肢皮温及血运情况。

3. 床边胸部 X 线片，确定 IABP 管道位置，导管尖端通过胸部 X 线检查应位于第 2 肋间(图 9-3-3)。

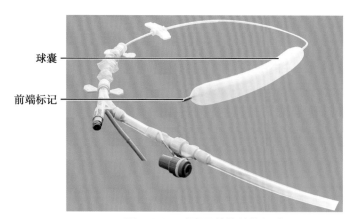

图 9-3-2 球囊导管的结构组成

球囊
前端标记

4. **抗凝** 可以选择低分子肝素或普通肝素,维持活化部分凝血活酶时间(activated partial thromboplastin time,APTT)为 60 秒左右,注意血小板情况。

5. 用肝素盐水持续冲洗动脉压力管道,使用输液加压袋让压力保持在 200~300mmHg,每小时 2~5ml 快速冲洗,保持管道通畅。

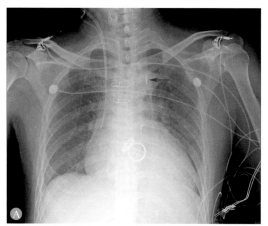
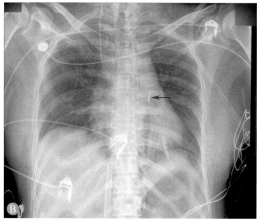
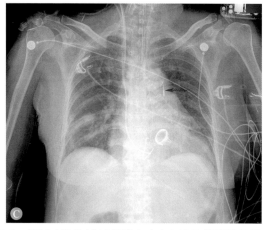

图 9-3-3 通过床边胸部 X 线检查确定 IABP 管道的位置(箭头)
A. IABP 位置偏高;B. IABP 位置偏低;C. 最佳 IABP 位置。

6. 拔出 IABP 导管时注意球囊应充分放气后才能进行拔出;拔除鞘管后排血 2~3 个心动周期,用手压迫 30 分钟后,用厚纱块及弹力绷带加压包扎 24 小时;注意观察该下肢血运情况,有无出血、皮下淤血及血肿情况。

(五) 撤机指征

1. 在使用低剂量血管活性药的情况下,血流动力学也能维持稳定,心脏指数 > 2.0L/(min·m²)。

2. IABP 辅助比例从 1:1 逐渐减至 1:3,血流动力学稳定。

二、体外膜氧合的临床应用

体外膜氧合(extracorporeal membrane oxygenation,ECMO)是一种连续提供体外循环和呼吸支持的装置,其核心部件是离心泵和膜肺(图 9-3-4)。

该技术近 10 年来在国内发展迅速,为抢救心脏衰竭和/或肺衰竭、心搏骤停患者争取治疗时间,提高重症患者的生存率。辅助原理:将静脉血从体内引流到体外,通过氧合器(膜肺)的气体交换,使静脉血氧合成为动脉血,再由离心泵将血液泵入体内,由此在一段时间内替代患者的心肺功能,维持生命最基本的需求。ECMO 方式:VA-ECMO(静脉、动脉 -ECMO)、VV-ECMO(静脉、静脉 -ECMO)、AV-ECMO(动脉、静脉 -ECMO)。目前使用较多的是 VA-ECMO 方式,对心肺均有辅助功能,既减少了前负荷,又增加了后负荷。而 VV-ECMO 只有肺辅助功能,间接影响心功能。一般选择股动、静脉插管(图 9-3-5),也可以选用颈内静脉、腋动脉等。

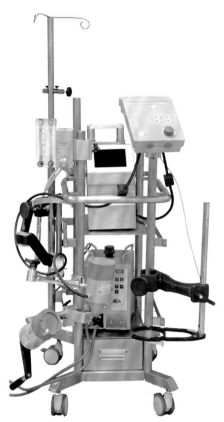

图 9-3-4 SORIN SCPC 型 ECMO 系统

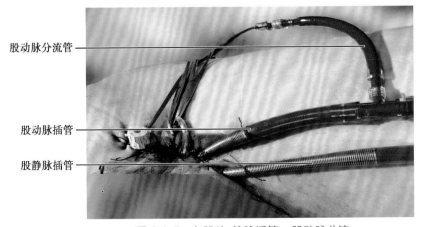

股动脉分流管

股动脉插管

股静脉插管

图 9-3-5 左股动、静脉插管 + 股动脉分流

(一) 全胸腔镜心脏手术后 ECMO 适应证

1. 心脏外科术后低心排血量综合征在常规治疗下无效。

2. 心脏衰竭等待心脏移植。

3. 心搏骤停持续心肺复苏<30 分钟。

4. 心源性休克、恶性心律失常等。

5. 急性呼吸窘迫综合征(acute respiratory distress syndrome, ARDS)。

6. 急性肺栓塞。

(二) 全胸腔镜心脏手术后 ECMO 禁忌证

1. 主动脉夹层动脉瘤。

2. 主动脉瓣关闭不全。

3. 不可逆的脑损伤或最近发生过脑血管事件。

4. 严重的多器官功能衰竭。

5. 不可控制的出血,ECMO 难以维持有效循环。

6. 不可控制的感染。

7. 无充分灌注的长时间的心肺复苏。

8. 有明显不可逆转的疾病或持续进展的退行性全身性疾病。

9. 高参数通气时间超过 1 周。

10. 依从性禁忌(经济、认知、精神、社会学限制)。

(三) 相关并发症

1. 出血。

2. 溶血。

3. 神经系统并发症。

4. 血液系统并发症。

5. 急性肾衰竭。

6. 末端肢体缺血、坏死。

7. 心肺并发症。

8. 感染。

9. 停机困难。

(四) 机械相关并发症

1. 氧合器故障。

2. 离心泵故障。

3. 变温器故障。

4. 空气栓塞。

5. 血栓形成。

6. 管道故障。

7. 插管意外。

（五）注意事项

1. 把握好应用 ECMO 的时机,如心肺复苏时在常规复苏失败后的 10~15 分钟,应考虑急症体外心肺复苏(extracorporeal cardiopulmonary resuscitation,ECPR),因为 ECPR 的组织和准备需要一些时间,且 ECMO 的上机时间与神经系统的结局相关。

2. 装机前所有设备均应检查,管道预充必须充分排气,依靠重力预充,避免管道打折及挤压,检查所有接口是否连接紧密。

3. 根据年龄、身高、体重情况选择置管血管及合适管道。插管直径过大可能导致置管失败、血管破裂或肢体缺血,过小则会导致引血不畅。穿刺置管时可以使用床旁超声心动图提高置管成功率。置管成功后行床边胸部 X 线片和超声心动图检查以确定管道位置、肺及心脏的情况。

4. 注意插管处肢体血运情况、皮温、有无活动性出血。适当制动,固定管道,以防脱管导致大出血。

5. **抗凝管理**　预充液内肝素浓度 5mg/500ml。启动前必须给肝素负荷量 0.5~1.0mg/kg,维持量 5~20U/(kg·h)。每 1~2 小时检测活化部分凝血活酶时间(APTT)或激活全血凝固时间(activated clotting time,ACT)。注意肝素的个体化使用,如无活动性出血,ACT 应维持在 160~200 秒;如有活动性出血,则 ACT 应维持在 130~160 秒。当辅助流量减低时,或已有肉眼可见的血栓块时,需维持 ACT 在高限水平。高流量辅助、脏器出血或胸腔引流进行性增多时,ACT 可维持在低限水平。

6. **流量及循环管理**　流量设定:新生儿 150ml/(kg·min),婴幼儿 100ml/(kg·min),儿童 75~100ml/(kg·min),成人 50~75ml/(kg·min),VV-ECMO 方式需增加 20% 的流量。管理原则:初始给予高流量灌注,主要目的是改善缺血、缺氧,尽量维持较低的左心房压力(left atrium pressure,LAP)及中心静脉压(central venous pressure,CVP),维持满意的混合静脉血氧饱和度(SvO_2),减轻血液破坏。稳定后逐渐调整 ECMO 流量并调低正性肌力药用量,调整至满足患者支持条件的最低流量及正性肌力药剂量。组织灌注的临床指标:儿童及成人维持平均动脉压在 60~70mmHg、SvO_2 在 70%~80%,内环境稳定且重要器官功能好转。如果患者在 ECMO 高流量辅助及正性肌力药仍需高剂量维持的情况下,左心射血分数仍低、LAP>25mmHg 且肺水肿,可以考虑加用 IABP 和 / 或左心引流。

7. **呼吸管理**　在大多数情况下,ECMO 供气使用纯氧或空氧混合气体,启动时气流量与血流量比通常为 1:1,ECMO 供气使用 60% 的氧浓度,随后根据血气分析,调整气流量和氧浓度(FiO_2)。VV-ECMO 模式,FiO_2 为 60%,气:血 =2:1;VA-ECMO 模式,FiO_2 为 60%,气:血 =1:1。呼吸机设置为低参数状态,以便肺脏休息;低频并延长吸气时间,即低吸气平台压力(<25mmHg)、低 FiO_2(<30%)、PEEP 为 5~15cmH_2O。个别肺部情况良好的清醒患者可以考虑撤除呼吸机。

（六）撤机指征

1. **VA-ECMO 撤离**　VA-ECMO 撤离时必须考虑呼吸及循环的情况。当 ECMO 支持流量低于患者正常总流量的 30% 时,自体心肺功能可能允许 ECMO 撤离,可考虑试停ECMO。流量超过正常流量的 30%~50% 时,除非出现诸如不可控性出血等特殊情况,否则没有试停的指征。撤机参考指标：心率<120次/min、收缩压>90mmHg、脉压>40mmHg、CVP<12mmHg，尿量>0.5ml/(kg·h)(肾衰患者需CRRT除外)、正性肌力药评分<10分、周围循环好、乳酸<3mmol/L、SvO_2>65%、左心室射血分数(left ventricle ejection fraction，LVEF)>40%。以上指标能满足后可逐渐下调ECMO流量，待血流动力学稳定后可以撤除ECMO。

2. **VV-ECMO撤离**　VA-ECMO撤离时应当考虑呼吸系统情况已明显好转，胸部CT或X线检查示肺部渗出明显减少或消散，平台压、气道峰压明显下降，肺顺应性及气体交换改善，氧合好转，二氧化碳无潴留，尝试逐渐下调ECMO流量及停止供氧，观察患者氧合情况，若呼吸参数在PEEP<10cmH_2O、平台气道压<30cmH_2O、氧合指数>150mmHg，血流动力学稳定可以考虑撤除。

(七) 需要考虑放弃的状态

1. 患者恢复后，不能够正常生活。

2. 患者已存在的病况影响生活质量，如中枢神经系统状态、终末期恶性肿瘤、抗凝治疗导致的全身性出血风险等。

3. **无价值的体外生命支持**　包括病情过于严重，并经过长时间使用常规治疗，或诊断为致命性疾病。

三、心室辅助装置

心室辅助装置又分为左心室辅助装置、右心室辅助装置及双心室辅助装置，目前在我国应用较少，本节不详细描述。临床上左心室辅助装置较常用，简单来说就是一个动力血泵，原理是将左心房或左心室的血液引入泵体，泵体驱动血流入主动脉，以代替左心室的功能，泵血流可达10L/min，能有效代替心脏80%的功能。目前国际上有Impella和Tandemheart两大类左心室辅助装置，是常规治疗下仍表现为顽固心力衰竭患者和心脏移植前患者的一种过渡治疗方法。

（林钊明　杨小慧　黄珈雯）

参 考 文 献

[1] BRIGNOLE M, AURICCHIO A, BARON-ESQUIVIAS G, et al. 2013 ESC Guidelines on cardiac pacing and cardiac resynchronization therapy: the Task Force on cardiac pacing and resynchronization therapy of the European Society of Cardiology (ESC). Developed in collaboration with the European Heart Rhythm Association (EHRA)[J]. Eur Heart J, 2013, 34 (29): 2281-2329.

[2] PAGE R L, JOGLAR J A, CALDWELL M A, et al. 2015 ACC/AHA/HRS Guideline for the Management of Adult Patients With Supraventricular Tachycardia: A Report of the American College of Cardiology/ American Heart Association Task Force on Clinical Practice Guidelines and the Heart Rhythm Society [J]. J Am Coll Cardiol, 2016, 67 (13): e27-e115.

[3] PRIORI S G, BLOMSTROM-LUNDQVIST C, MAZZANTI A, et al. 2015 ESC Guidelines for the manage-

ment of patients with ventricular arrhythmias and the prevention of sudden cardiac death: The Task Force for the Management of Patients with Ventricular Arrhythmias and the Prevention of Sudden Cardiac Death of the European Society of Cardiology (ESC). Endorsed by: Association for European Paediatric and Congenital Cardiology (AEPC)[J]. Eur Heart J, 2015, 36 (41): 2793-2867.

[4] NISHIMURA R A, OTTO C M, BONOW R O, et al. 2017 AHA/ACC Focused Update of the 2014 AHA/ACC Guideline for the Management of Patients With Valvular Heart Disease: A Report of the American College of Cardiology/American Heart Association Task Force on Clinical Practice Guidelines [J]. J Am Coll Cardiol, 2017, 70 (2): 252-289.

[5] BAUMGARTNER H, FALK V, BAX J J, et al. 2017 ESC/EACTS Guidelines for the management of valvular heart disease [J]. Eur Heart J, 2017, 38 (36): 2739-2791.

[6] 赵振刚, Jilaihawi Hasan. 2017 年美国心脏病学会/ 美国心脏协会心脏瓣膜病患者管理指南更新: 要点解读及前景展望 [J]. 华西医学, 2018, 33 (2): 173-187.

[7] STOUT K K, DANIELS C J, ABOULHOSN J A, et al. 2018 AHA/ACC Guideline for the Management of Adults With Congenital Heart Disease: Executive Summary: A Report of the American College of Cardiology/American Heart Association Task Force on Clinical Practice Guidelines [J]. Circulation, 2019, 139 (14): e637-e697.

[8] FINFER S, BELLOMO R, BOYCE N, et al. A comparison of albumin and saline for fluid resuscitation in the intensive care unit [J]. N Engl J Med, 2004, 350 (22): 2247-2256.

[9] WANG Y, BELLOMO R. Cardiac surgery-associated acute kidney injury: risk factors, pathophysiology and treatment [J]. Nat Rev Nephrol, 2017, 13 (11): 697-711.

[10] ZOU H, HONG Q, XU G. Early versus late initiation of renal replacement therapy impacts mortality in patients with acute kidney injury post cardiac surgery: a meta-analysis [J]. Crit Care, 2017, 21 (1): 150.

[11] MOHITE P N, KAUL S, SABASHNIKOV A, et al. Extracorporeal life support in patients with refractory cardiogenic shock: keep them awake [J]. Interact Cardiovasc Thorac Surg, 2015, 20 (6): 755-760.

[12] LEVITOV A, FRANKEL H L, BLAIVAS M, et al. Guidelines for the Appropriate Use of Bedside General and Cardiac Ultrasonography in the Evaluation of Critically Ill Patients-Part Ⅱ: Cardiac Ultrasonography [J]. Crit Care Med, 2016, 44 (6): 1206-1227.

[13] LEVITOV A, FRANKEL H L, BLAIVAS M, et al. Guidelines for the Appropriate Use of Bedside General and Cardiac Ultrasonography in the Evaluation of Critically Ill Patients-Part Ⅱ: Cardiac Ultrasonography [J]. Crit Care Med, 2016, 44 (6): 1206-1227.

[14] ZHOU C, GONG J, CHEN D, et al. Levosimendan for prevention of acute kidney injury after cardiac surgery: a meta-analysis of randomized controlled trials [J]. Am J Kidney Dis, 2016, 67 (3): 408-416.

[15] LOMIVOROTOV V V, EFREMOV S M, KIROV M Y, et al. Low-cardiac-output syndrome after cardiac surgery [J]. J Cardiothorac Vasc Anesth, 2017, 31 (1): 291-308.

[16] ECHAHIDI N, PIBAROT P, O'HARA G, et al. Mechanisms, prevention, and treatment of atrial fibrillation after cardiac surgery [J]. J Am Coll Cardiol, 2008, 51 (8): 793-801.

[17] RABIN J, MEYENBURG T, LOWERY A V, et al. Restricted albumin utilization is safe and cost effective in a cardiac surgery intensive care unit [J]. Ann Thorac Surg, 2017, 104 (1): 42-48.

[18] 张海涛, 杜雨, 曹芳芳, 等. 低心排血量综合征中国专家共识 [J]. 解放军医学杂志, 2017, 42 (11): 933-944.

[19] 中华医学会心血管病学分会, 中国生物医学工程学会心律分会, 中国医师协会循证医学专业委员会, 等. 心律失常紧急处理专家共识 [J]. 中华心血管病杂志, 2013, 41 (5): 363-376.

[20] 张海涛, 高润霖, 胡盛寿, 等. 中国心脏重症镇静镇痛专家共识 [J]. 中华医学杂志, 2017, 97 (10):

726-734.

［21］ 张海涛, 高润霖, 郑哲, 等. 主动脉内球囊反搏心脏外科围手术期应用专家共识 [J]. 中华医学杂志, 2017, 97 (28): 2168-2175.

［22］ RICHARDSON A S C, TONNA J E, NANJAYYA V, et al. Extracorporeal Cardiopulmonary Resuscitation in Adults. Interim Guideline Consensus Statement From the Extracorporeal Life Support Organization [J]. ASAIO J, 2021, 67 (3): 221-228.

［23］ TONNA J E, ABRAMS D, BRODIE D, et al. Management of Adult Patients Supported with Venovenous Extracorporeal Membrane Oxygenation (VV ECMO): Guideline from the Extracorporeal Life Support Organization (ELSO)[J]. ASAIO J, 2021, 67 (6): 601-610.

［24］ 龙村. 体外膜氧合循环支持专家共识 [J]. 中国体外循环杂志, 2014. 12 (2): 65-67.

［25］ 刘大为. 实用重症医学 [M]. 北京: 人民卫生出版社, 2017.

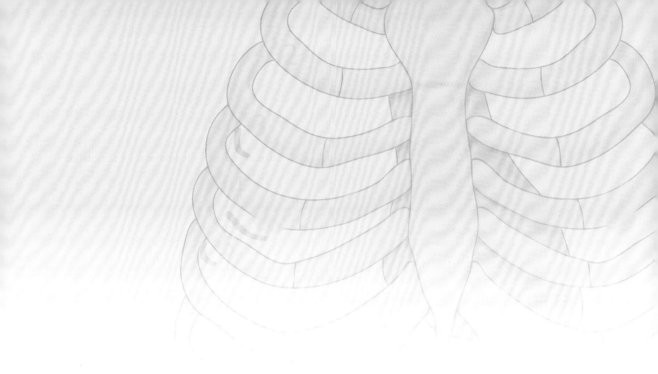

第十章

全胸腔镜心脏手术技术规范化专业培训

全胸腔镜心脏手术操作与传统的心脏手术有较大的差别,对手术者要求很高,要有一定的学习曲线。首先应具有多年心脏外科诊疗工作经验、熟练掌握常规心脏手术技术,并进一步掌握胸腔镜外科的规范操作。需要接受专门的胸腔镜心脏手术的外科模拟训练,动物实验训练及临床专业训练,在临床实践基础上不断完善胸腔镜心脏手术技术操作,以保证手术的质量和安全性。

一、外科模拟培训

外科模拟培训是指单纯地在模拟箱内封闭训练,经过摄像设备获取术野影像,练习者通过显示器观察,进行缝合、打结等操作,可以学习在二维视野下眼手协调操作微创器械操作能力(图 10-0-1)。

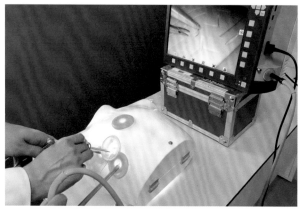

图 10-0-1 在模拟箱内封闭训练,可以提供在二维视野下
内镜器械的使用练习

胸腔镜外科模拟训练应包括以下内容。

1. 手眼协调训练 要求主刀者在操作中不可随意碰撞周围组织和器官,尽量做到稳、准、轻、快。左右手协调配合进行,并逐渐加快速度。扶镜者应根据手术训练者操作的部位,随时调整镜头及焦距,使术野图像始终保持清晰、准确。(图 10-0-2、图 10-0-3)

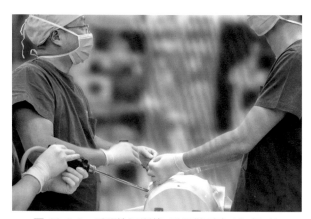

图 10-0-2 手眼协调训练,尽量做到稳、准、轻、快

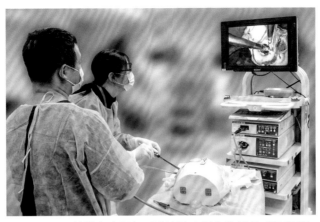

图 10-0-3　扶镜者应根据手术训练者操作的部位,随时调整
镜头及焦距,使术野图像始终保持清晰、准确

2. **定向适应训练**　在模拟训练箱内用抓钳将丝线在各个术钉上有目的地进行缠绕,或用丝线完成类似操作。

3. **钳夹、缝合及打结训练**　要求练习者将剪开的硅胶片做间断缝合,首先要求掌握针线经切口进出操作箱的方法,利用专用持针钳钳夹,进出箱时针线不能脱落或离开视野。要掌握进针的深度及针所处的位置。反复练习在助手配合下用推结器打结的方法。同时也要掌握使用持针器打结的方法,此方法与传统手术中用持针打结的方法类似,但缝线不能太长(图 10-0-4)。

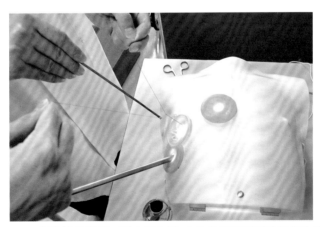

图 10-0-4　训练针线经切口进出操作箱,在胸腔镜下用推结器打结的方法

4. **游离血管,分离组织操作训练**　练习者需要利用各种胸腔内手术器械轻柔、钝性分离不同组织,适合初学者基本训练的要求。

二、动物实验训练

全胸腔镜下心脏手术的动物实验训练是进入临床操作的过渡,通过动物实验训练能更真实地熟悉全胸腔镜下心脏手术的全过程及相互间的配合(图 10-0-5)。

动物实验的动物一般采用狗或猪,采用戊巴比妥腹腔内注射麻醉,气管内插管,人工控制呼吸,右颈外静脉置输液用套管针,心电监护。

动物模型建立过程如下。

1. 实验动物取左侧卧位,游离右侧股动、静脉,经右侧股动脉插入 12~14Fr 动脉插管,经右侧股静脉插入 12~16Fr 静脉插管,建立体外循环。

2. 于右腋中线第 3 肋间切 2cm 切口入胸腔(主操作孔),于右侧胸骨旁一指第 5 肋间切 2cm 切口入胸腔(副操作孔),于右侧腋中线第 7 肋间切 1cm 切口入胸腔(腔镜孔)。

3. 于膈神经上约 3cm 处纵行切开心包,插直角型上腔静脉引流管,上、下腔静脉套束带。主动脉根部荷包缝合灌注针,插主动脉灌注管。

4. 阻断主动脉,主动脉根部灌注心脏停搏液,放置左心引流管,切开右心房或房间沟,模拟临床的先天性心脏病、心脏瓣膜病进行多种操作训练。

值得注意的是,常用的大动物模型,无论是猪或是狗,其股血管和心脏的生理解剖及粗细和人类差别甚大,胸廓形状及大小也是不利于胸腔镜操作的。采用该类动物模型的意义在于训练外科医师、麻醉师、体外循环师及护理团队的配合,但由于动物心脏的转位及大小

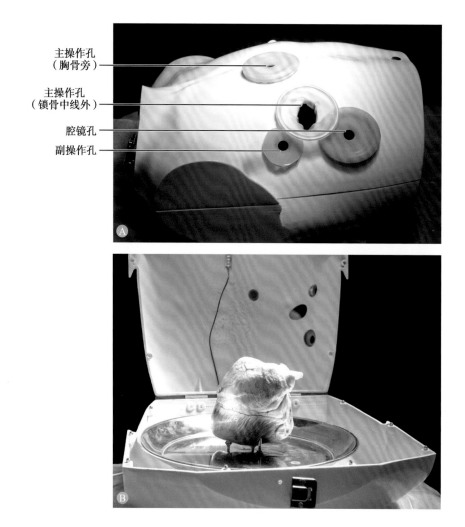

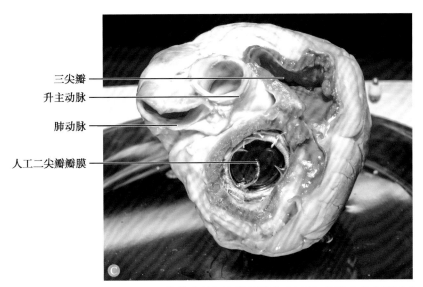

三尖瓣

升主动脉

肺动脉

人工二尖瓣瓣膜

图 10-0-5　将猪心放置在模拟箱内并固定,模拟人体心脏手术
A. 模拟箱开孔;B. 离体猪心经过修剪,按照近似于人类心脏的解剖位置摆放并固定;
C. 胸腔镜下进行二尖瓣置换术后的离体猪心。

差异,会导致进行胸腔镜下的操作困难。至于心内操作模型,笔者中心设计了 3D 打印胸廓模型 + 离体猪心的复合模型,通过调整离体猪心的位置,能够更近似模拟人体手术的状态。更为精确的 3D 打印人类心脏模型在心脏外科胸腔镜模拟训练中得以推广,将更有利于年轻医师的培训。

三、临床专业训练

在传统外科的技术培训中,带教老师与学习者之间的教学实践是建立在患者身上,通过手把手的方式将外科技术直接传授给学生,但由于胸腔镜手术操作主要是由手术者一个人完成,助手只能从电视屏幕上观看手术的全过程,很少有动手操作的机会,因此其临床专业训练方式也不同于传统外科。其临床训练方式包括:短期培训班(图 10-0-6)、专家讲课、观看录像、观摩手术、模拟训练、动物实验及胸腔镜手术上台体验等。通过培训能比较系统地了解胸腔镜外科方面的知识,了解胸腔镜设备及器械的功能、操作维护,初步掌握胸腔镜手术的操作,这样即可进入临床专业实践培训。临床实践通常包括:①观摩临床手术,这是临床实践的初级阶段,通过观看手术录像、现场观摩手术,进一步体会和感受胸腔镜心脏手术的全过程。②临床扶镜阶段:一般是给有丰富胸腔镜手术经验的医师当助手,手术中要仔细理解和体会手术者的每一个操作,术后细心琢磨,这样才能尽快掌握胸腔镜的技术操作。③临床手术阶段:在完成 10~20 次的胸腔镜手术扶镜,达到合格要求后,可过渡到手术者。各类胸腔镜手术的学习曲线不同,每个医师的动手能力和灵性也不尽相同,必须要经过长期刻苦的训练,才能逐渐成为一名合格的胸腔镜心脏手术外科医师(一般需要进行 50 例胸腔镜心脏手术)。

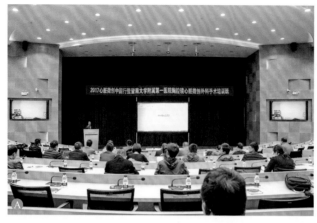

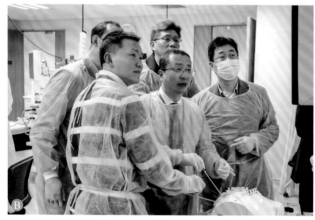

图 10-0-6　举办培训班,模拟训练、观摩手术,了解胸腔镜心脏外科相关知识
A. 理论授课;B. 模拟器操作授课。

四、全胸腔镜心脏手术团队的培训

全胸腔镜心脏手术团队的成员包括:术者、助手、扶镜手、体外循环师、麻醉医师、器械护士等。团队成员各自的操作与常规开胸体外循环手术相比差异较大,团队成员需要长期培训才能与术者的标准化操作形成安全高效的配合,需要突出团队成员间的共同理解、记忆与紧密配合。在团队培训中,不同专业的培训导师更加专业地讲解,团队不同分工人员提出的专业问题,将会显著改善全胸腔镜心脏手术流程的标准化控制及细节关注度,显著降低手术并发症的发生概率。易蔚等认为,团队培训模式是一种确实可行,行之有效的教学方式。

(张晓慎　肖学钧　陆 华)

参 考 文 献

[1] 易蔚, 雷兰萍, 熊红燕, 等. 胸腔镜体外循环心脏手术团队的培养模式及学习曲线研究 [J]. 中国体外循环杂志, 2018, 16 (5): 302-306.

［2］朱余明, 姜格宁. 单孔胸腔镜技术培训的思考 [J]. 中国肺癌杂志, 2018, 21 (4): 260-264.

［3］解水本, 张载高, 姜相伟, 等. 全胸腔镜下房间隔缺损手术的动物实验 [J]. 中国体外循环杂志, 2006, 4 (3): 173-174.

［4］徐学增, 王显悦, 刘金城, 等. 胸腔镜下双极射频消融房颤治疗的动物实验研究 [J]. 第四军医大学学报, 2007, 28 (20): 1848-1850.

［5］王跃军, 邓海青, 吴根社, 等. 全胸腔镜房间隔室间隔缺损修补手术学习曲线 [J]. 中华胸心血管外科杂志, 2012, 28 (4): 209-211.

［6］张建, 梁贵友, 刘达兴, 等. 3D 全胸腔镜不停跳房间隔缺损修补术 CUSUM 学习曲线分析 [J]. 中国内镜杂志, 2018, 24 (9): 11-16.